はいしゃさんの仕事カイゼン㊙術

Reformation Technique

かいぜんじゅつ

編集代表 小原啓子
藤田昭子
石田眞南

Haisha-san no Shigoto Kaizen Jutsu

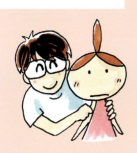
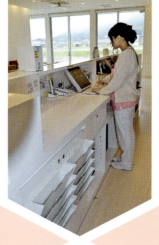
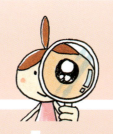
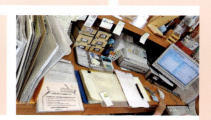
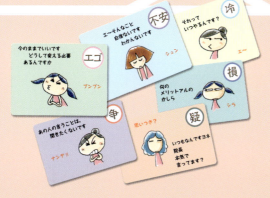
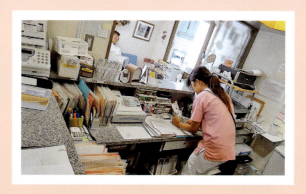

医歯薬出版株式会社

編集
(株)デンタルタイアップ　小原啓子・藤田昭子・石田眞南

執筆
(株)デンタルタイアップ　小原啓子・藤田昭子・石田眞南・小泉智美・畠山知子・河野佳苗・池内麻衣

編集協力
松坂社会保険労務士事務所　社会保険労務士　松坂文則

執筆協力
佐伯歯科医院　　　　　　　　　　佐伯光規
医療法人社団ハッピー歯科医院　　福村安紀
医療法人社団ふじい歯科　　　　　藤井克則
医療法人社団小林歯科医院　　　　小林加枝

写真協力
鹿児島県鹿児島市　医療法人仁誠会あっぷる歯科医院
滋賀県東近江市　井田歯科東診療所
大阪府大阪市　おかぞえ歯科医院
大阪府枚方市　おきむら歯科
徳島県吉野川市　医療法人きりの歯科クリニック
広島県安芸郡　医療法人誠和会クボ歯科クリニック
東京都世田谷区　医療法人社団健聖会くりはし歯科豪徳寺診療所
滋賀県野洲市　医療法人社団小林歯科医院
兵庫県神戸市　佐伯歯科医院
兵庫県相生市　利根歯科医院
大阪府大阪市　医療法人恒生堂とみもと歯科医院
石川県河北郡　医療法人社団のぞみ歯科医院
石川県金沢市　医療法人社団ハッピー歯科医院
島根県浜田市　パール歯科
兵庫県川西市　医療法人社団ふじい歯科
東京都千代田区　前島歯科医院飯田橋デンタルケアオフィス
大阪府豊中市　松林歯科
神奈川県逗子市　マリモ歯科・矯正
山口県玖珂郡　悠デンタルクリニック
兵庫県丹波市　医療法人わく歯科医院
福岡県北九州市　渡辺歯科医院

イラスト
真砂　武

This book was originally published in Japanese under the title of：

HAISHA-SAN NO SHIGOTO KAIZEN JUTSU
(Let's do a Kaizen for Your Every Work)

Editors：

OBARA, Keiko
　Dental Tie-Up Director
FUJITA, Akiko
　Dental Tie-Up
ISIDA, Manami
　Dental Tie-Up

© 2016 1st ed.
ISHIYAKU PUBLISHERS, INC.
　7-10, Honkomagome 1 chome, Bunkyo-ku,
　Tokyo 113-8612, Japan

はじめに

私たちは，責任をもって歯科医療サービスに取り組んでいます．
だから，
「私たちのやり方がある」
「今までやってきて，何の問題もない」
「患者さんはきっと喜んでくださっている」と語ります．
しかし，その言葉は，本当でしょうか．

「患者さんが徐々に減ってきている」
「新しい人がやっと来てくれたのにすぐに辞めてしまう」
「自分自身もモチベーションがなかなか上がらない」などの現象が起きてはいませんか．

永く勤めていると，人は環境に麻痺して，歯科医院にどのような問題があるのかがわからなくなりがちです．

この本で紹介する「カイゼン」は，組織としての文化です．
日本の製造業を中心とする企業が，より良い製品を効率よく生産するために，組織としてつくり上げた仕組みです．世界中で認められ，今では多分野において応用されています．医療においても2014年の第6次医療法改正において「医療従事者の勤務環境の改善」として導入され始めました．
私たちも，新たな取り組みとして，カイゼンを一緒に考え行動する時代に入ったのです，
きっと，このカイゼンを繰り返すことで自分たちが納得できる理想的な歯科医院に成長できるはずです．

超高齢社会への対応は，目前まで迫っています．しっかりと体制を整え，社会に出ていく準備を始めましょう．
さあ，チーム一丸で頑張ろう!!

編集代表　小原　啓子
藤田　昭子
石田　眞南

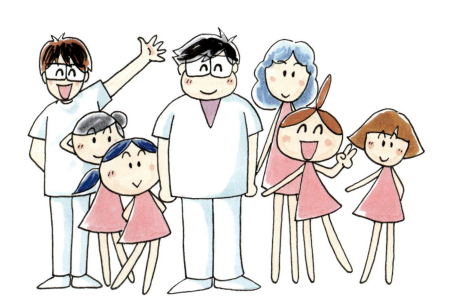

働く環境のカイゼン プロセス

| 方針の表明 | 現状分析 / 目標設定 / 基本計画策定 |

① 理念設定　目的・カイゼン方針　→　② 戦略会議　現状分析・体制整備　→　③ 組織としての基本　マニュアル・目標設定・計画策定

軸となるものをつくる　　やるべきことを視える化する　　やるべきことを具体的に計画する

記念公開　　　　　　　ブレーン・ストーミング・KJ法　　　マニュアル

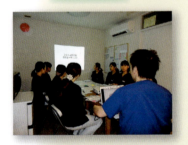
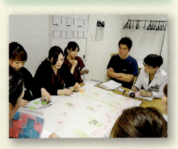
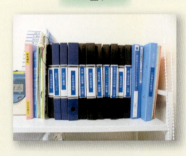

理念シート　　　　　　　分析のためのシート　　　　　　組織図

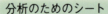
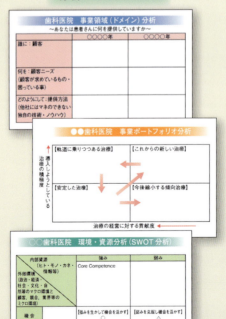
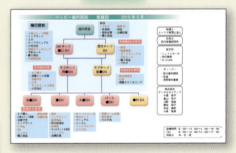

プロジェクトガントチャート

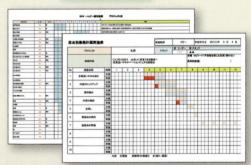

生理的欲求　　安全の欲求　　親和の欲求　　自我の欲求

（歯科医院バージョン）

計画・実施 / 評価およびカイゼン / システムの見直し

④ミーティング 実施報告 勉強会 → ⑤前日昼打ち合わせ → ⑥朝礼 → ⑦日々の診療 5S活動 ヒヤリハット報告 現場でのカイゼン → 永く勤められる体制へ

PDCAサイクル

- 計画を確認し修正する：ミーティング
- 日々の仕事を確認する：前日打ち合わせ、朝礼
- 日々の仕事を実践する：日々の努力

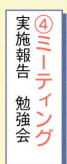
勉強会報告

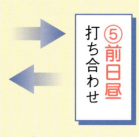
予約簿

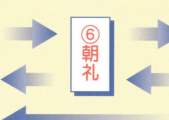

会議議事録

治療計画予定表

朝礼時いない人へ情報共有シート

月日	部署	連絡事項	院長	チーフ	DH 前田	DA 磯田	受付 橋本
2/3	受付	会議で出ていた新しい歯ブラシが納品されました	✓	✓	✓	✓	○
2/4	DH	2/8に，前田は休みを取らせていただく予定です．	✓	✓	○		✓

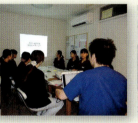

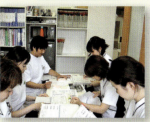

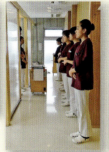

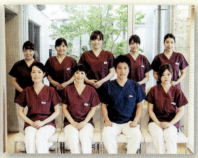

ヒヤリハット報告書

→ 働きやすさ確保　働き方・休み方カイゼン　スタッフの健康支援　働きがいの向上

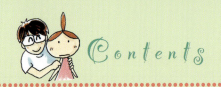

Contents

第1章 やってきました職場カイゼンの時代あなたの職場は大丈夫?

どうして変わらなければならないの? ……… 2
カイゼンってなに? ……… 4
カイゼンするとどうなるの? ……… 5
カイゼンって大変? ……… 6
働く環境で何をカイゼンするの? ……… 7

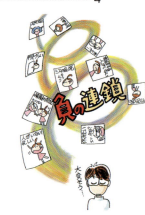

カイゼンは何から始めるの? ……… 8
医療以外のことに手が取られて医療の質が下がらないの? ……… 9
「それでも変わりたくない!!」と思う? ……… 10
断固反対!! と思っている方々へ ……… 11
歯科医院での医療安全管理体制できていますか? ……… 12
やってみましょう!! 職場のカイゼン ……… 14

第2章 働く環境のカイゼン具体的な進め方 ―カイゼンのプロセス―

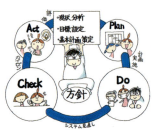

カイゼンはどのように進めるの? ……… 16
カイゼンプロセスに合わせてやってみよう! ……… 18
　①理念設定…18　②戦略会議…18　③組織としての基本…20　④ミーティング…22　⑤前日昼打ち合わせ…24　⑥朝礼…26　⑦日々の診療…28

第3章 混乱からの脱出 担当部署別カイゼン ―カイゼンのポイント―

失敗しても黙っていませんか? ……… 36

❶受付編　受付を見ればはいしゃさんの姿勢がわかる ……… 37

A 予約のミスはありませんか?　ダブルブッキング　予約モレ　変更時ミス …… 38
　①-1 あるべき場所にモノの配置がされていますか?【基本編】…38　①-2 あるべき場所にモノの配置がされていますか?【応用編】…39　②電話の位置は大丈夫ですか?…40　③受付以外の人でも電話が取れますか?…40　④やるべきことの順番が決まっていますか?…41　⑤担当者の名前が診察券に書かれていますか?…41

B お金が合わないことはありませんか? ……… 42
　①-1 落ち着いて仕事ができる環境ですか?【基本編】…42　①-2 落ち着いて仕事ができる環境ですか?【応用編】…43　②頂くお金のトレーとお釣りのトレーを別にしていますか?…44　③本当にいりますか? キャッシュレジスター…44

C 保険証を返し忘れていませんか? ……… 45
　①付箋が貼ってありませんか?…45　②保険証を置く場所が決まっていますか?…45

D カルテの準備に時間がかかりませんか? ……… 47
　①カルテがスムーズに取り出せますか?…46　②カルテが番号順に並んでいますか?…47　③カルテの移動はスムーズですか?…48

E 薬を出し忘れることはありませんか? ……… 49
F 急患の対応に困りませんか? ……… 49
G 患者さんの忘れ物はどうしたらいいですか? ……… 49

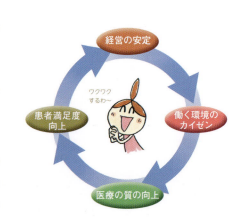

H 患者さんからの頂きものどうしてますか? ………………………………………………………… 49
I どのユニットで誰が何をしているのかがわかりますか? ……………………………………… 50
J どこに何を置きますか?　ルール ……………………………………………………………… 52

❷診療編　互いに信頼して協力しているからこそ,良き医療が提供できる …… 53

A 予約制で診療がスムーズに進んでいますか? ……………………………………………… 54
　①治療計画・予定表がありますか?…54　②瞬時に情報を取り出せますか?…55
　③前日に打ち合わせをしていますか?…56　④診療は何分過ぎたらヒヤリハットですか?…57
B モノの配置は大丈夫ですか? ………………………………………………………………… 58
　①動線が最短になっていますか?…58　②器具・器材が取りやすいですか?…59
　③キャビネットの中が統一されていますか?…60
C 患者さんと健康について語り合っていますか? ……………………………………………… 61
　①語り合う必要性を感じていますか?…61　②落ち着いた環境で患者さんと話をしていますか?(カウンセリングルーム)…62

❸消毒編　安心・安全の基本　医療提供のための環境整備 ……………………………… 63

A 消毒に時間がかかっていませんか?―消毒の質を上げて効率化に臨もう― …………… 64
　①誰かがやってくれると思っていませんか?…65　②バックヤードの1日の流れを把握していますか?…66　③流れを考えた配置になっていますか?…66
B 清潔な状態が維持できていますか? ………………………………………………………… 68
　①全員が同じルールで消毒・滅菌していますか?…68　②紫外線収納庫に期待しすぎていませんか?…69　③ディスポはディスポと割り切っていますか?…69　④超音波の効果を確認していますか?…70　⑤小器具の管理を工夫していますか?…70
C 新しい考え方で消毒・滅菌を徹底しませんか? …………………………………………… 72
　①消毒のやりすぎをしていませんか?…72　②安全で効率よく洗浄するための機器の導入を考えませんか?…73　③滅菌はオートクレーブ　クラスNからクラスB・Sの時代へ…75

❹物品管理編　誰もが一瞬ですぐ取り出せる体制へ ……………………………………… 77

しっかり捨てて,少ない物品で管理するが一番簡単　赤フダ方式で処分しよう! …… 78
A 在庫がなくて慌てることがありませんか? ………………………………………………… 79
B どこに何があるのか全員わかっていますか? ……………………………………………… 81
C すぐに新しいモノが増えませんか? ………………………………………………………… 82
　①新規購入希望物品を確認していますか?…82　②新規に購入すべきか会議ではかっていますか?…82　③新規に購入した時に勉強会をしていますか?…83　④マニュアル・使用説明書綴り・メンテナンス計画はできていますか?…83
D 使用期限切れになっているものがありませんか? ………………………………………… 84
E 在庫に場所を取り過ぎていませんか? ……………………………………………………… 84
これができて一人前!　お金の話 …………………………………………………………… 86

❺技工編　歯科医院の評価を決める　裏の実力が見える所 ……………………………… 87

A セット物が合わないことが続いていませんか? …………………………………………… 88
　①印象採得での責任ある行動がとれていますか?…88　②石膏の取り扱いでの責任ある行動がとれていますか?…90

B 揃っていないことで技工物が出せないことがありませんか？ ……………… 92
C 院内技工と院外技工が混乱しませんか？ ……………… 92
D 技工物がセット日に間に合わないことがありませんか？ ……………… 93
　①技工物作成の日程を理解していますか？…93　②予約日変更時のルールがありますか？…93　③発注と納品に工夫がされていますか？…94

歯科医院に起こりがちな甘えの構造 ……………………………………………… 96

❻スタッフルーム活用編　本当のチーム力はここで決まる ……………… 97

A 院長が入れる部屋になっていますか？ ……………………………………… 98
　①個人のものがロッカーに収めてありますか？…98　②-1 会議室としての利用ができますか？【基本編】…99　②-2 会議室としての利用ができますか？【応用編】…99

B 大切な情報が全員に伝わりますか？ ……………………………………… 100
　①-1 定期的な会議の開催がありますか【基本編】…100　①-2 定期的な会議の開催がありますか？【応用編】…101

C 共有する情報が掲示してありますか？ ……………………………………… 102
　①情報の掲示を代用品で済ませていませんか？…103　②情報を広く貼りすぎていませんか？…104　③情報を固定した位置で伝えていますか？…104

掲示物ひとつで歯科医院の資質がわかります ……………………………… 105

❼特別編　院長室もきれいですか？ ……………… 106

第4章　協力しあって仕事をする

ビクっとしますその言葉 ……………………………………………………… 108
本当ですか？　本気でおっしゃっていますか？ ……………………………… 109
いつも「スタッフがいない…」と言われる歯科医院さんへ ……………… 110
できるのだろうか？　そんなこと ……………………………………………… 111
「見て覚えろ」と言っていませんか？ ………………………………………… 112
「子供ができたからムリ」って言っていませんか？ ………………………… 114
子供が小さいから働くなんてムリって思っていませんか？ ……………… 116
有給休暇とれますか？ ………………………………………………………… 118

最後に…

①独自性を持った歯科医院へ「継続は力なり」
　—佐伯歯科医院— ………………………………………………………… 120
②成長する組織だからこそ，院長として「新たな悩み」に挑戦する
　—ハッピー歯科医院— …………………………………………………… 121
③変革途中の危機的状態からのＶ字回復
　—ふじい歯科— …………………………………………………………… 122
④次代継承　新しい院長での試み
　—小林歯科医院— ………………………………………………………… 123
おわりに ……………………………………………………………………… 124

第1章
やってきました職場カイゼンの時代 あなたの職場は大丈夫？

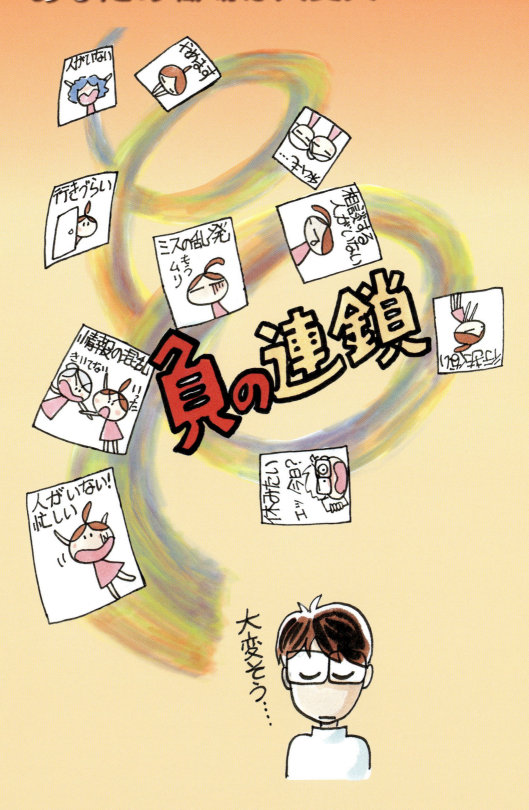

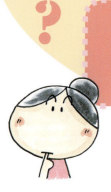

どうして変わらなければならないの？

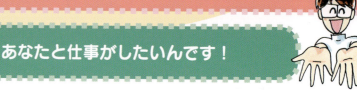

あなたと仕事がしたいんです！

あなたの「なぜ，歯科医院を変えなければならないのですか」の質問に対して，私達は「あなたと一緒に仕事がしたいからです」と答えます．

日本は超高齢社会です．

しかし，超高齢社会というと，これから先もどんどん65歳以上の老年人口が増えると錯覚しがちですが，そろそろその伸びは止まります．**問題は，生産年齢人口（15～64歳）の減少です．**

すでにピーク時から10％ほど減少していますが，2025年問題時点では20％，2050年問題時点には今の半分の人間しかいません．

人は宝です．人がいないでどうしていい医療が提供できるでしょうか．働く人の確保はみんなで考える時代なのです．

●年齢3区分別人口の推移

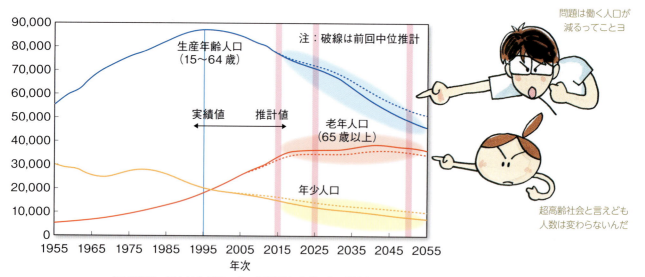

（参考資料：国立社会保障・人口問題研究所「日本の将来推計人口」より）

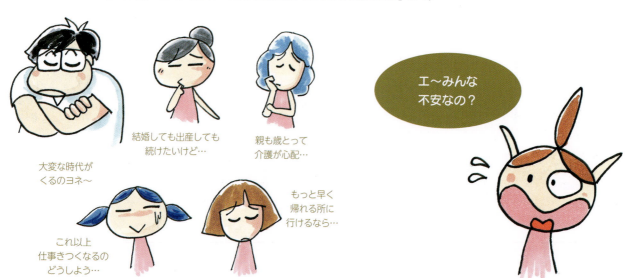

> あなたに辞めてほしくないのです
>
> 一緒に働き，喜びを分かち合い，人生を語り合い，そんな職場にしたいんです

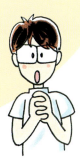

魅力ある職場づくりを!!

全員で!!

2010年に医療福祉分野は，すべての業界を抑えて女性の労働人口1位となりました．医療福祉分野は，成長産業として注目されています．

2015年の雇用動向調査（厚生労働省）によると，医療福祉分野での人の動向は，入職16.2％，離職15.2％です．入職が上回っていますから，私たちの業界は少しずつ人が増えています．

しかし，14.7％の人が辞めているのも事実です．落ち着いて考えてみましょう．

この数字から推測すると，私たちの歯科医院においても，6〜7年経てば，総入れ替えぐらいに人が変わっていてもおかしくありません．もっと永く勤務できないものでしょうか．

●人生は仕事と生活のバランス　安心できる職場が必要

歯科医院の仕事も，永く勤めているといろいろな試練が降りかかります．社会に出て，学生時代とのギャップに苦しむ「リアリティショック」．慣れてくると任される業務は拡大し変化します．また，組織の中での役割が増え，こんな仕事までやらないといけないのかと自分の置かれた立場に悩むこともあるでしょう．

それに加えて働く女性の人生の節目です．結婚・妊娠・出産・育児・介護等で人生の不安はいとまがありません．また，仕事と生活をバランスよく生きていくためには，地域や学校，近所づきあい，プライベートでの余暇の使い方等，社会とのつながりも大切です．

1人で悩んでもなかなか解決することは難しい．だから歯科医院全体で考えましょう．

●スタッフが辞めたくなるとき

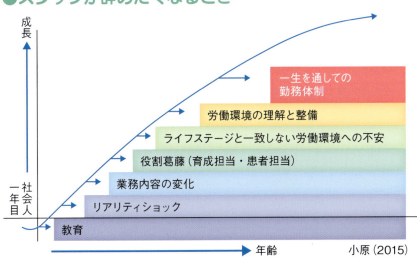

小原（2015）

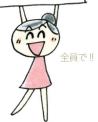

人生を考えると…これでいいのか

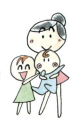

この働き方でいいのかしらこれからの生活を考えると…

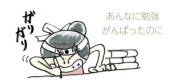

あんなに勉強がんばったのに

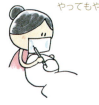

毎日がんばってるけど次々に…やってもやっても

思ったようには動けない

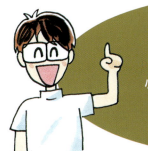

1人では解決できなくともチームだったら何でもできる．職場づくりはプロセスふんで小さなカイゼンをくり返します．それでは，**カイゼン**とは**何でしょうか？**

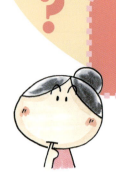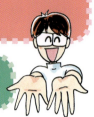

カイゼンって なに？

！ 豊かな人生を築くことです

　歯科医院でみなさんは，日々全力で診療にあたっています．

　でも，毎日何か起きますね．当然です．日々のちょっとした問題をみんなで解決して協力するからこそ，仕事はやりがいがあるのです．

　さあ，この本をお読みいただくにあたり，本書での**カイゼンの定義**を示しておきましょう．

> カイゼンとは，互いに喜びを分かち合える最善の歯科医療サービスを提供するために，問題を視える化し，継続して問題解決することで，豊かな人生を築くことである

「カイゼンは，知恵の結晶であり，知恵の塊である」と言われています．

私たちの歯科医院でも，カイゼンを一緒に考え行動してみましょう．

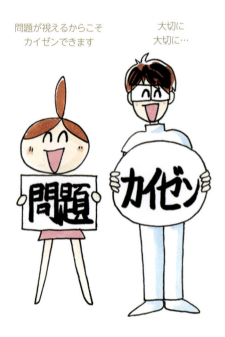

問題が視えるからこそカイゼンできます

大切に大切に…

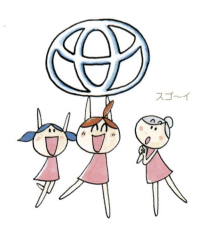

スゴ〜イ

改善をカイゼンって書いているのはなぜ？

インターネットで改善を検索すると，次のように示されています．

　かい－ぜん【改善】
　［名］（スル）悪いところを改めてよくすること．「生活を改善する」
　　⇔　改悪
　［補説］トヨタの生産方式を象徴する言葉として世界で知られる．
　（デジタル大辞泉）

　経営学大辞典で，改善を引くとカタカナで「カイゼン」と書いてあります．「全員体制で職場の問題を見つけだし，問題解決を目指す活動」です．

　モノづくりの強い日本の代表的な企業「トヨタ自動車」は，トヨタ生産方式を確立してきました．世界各国で，トヨタ自動車の生産方式や文化が研究されています．ですから，その中で確立されてきた改善という日本語は，世界共通用語として「KAIZEN」と言われています．

それでは，カイゼンを生み出したトヨタってどんな会社でしょう．

　「世界で活躍する企業で日本で一番の会社はどこの会社ですか」と聞かれたら，間違いなく私たちはトヨタ自動車と答えることができます．

　フォーチュン・グローバル500は，企業の総収入をもとに世界の企業をランク付けして毎年発表しています．2014年（世界編）エネルギーを扱っている企業の中で，製造業としてトヨタ自動車が9番目にランキングされています．

　それにしても，一つの企業総収入が256,455百ドル．1ドル120円で30兆7446億円です．歯科業界全体で動かしているお金は3兆円ほどと言われていますので，会社の規模は想像を超えています．

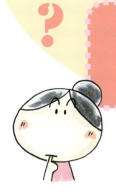

カイゼンするとどうなるの？

! きっとみんなが幸せになる

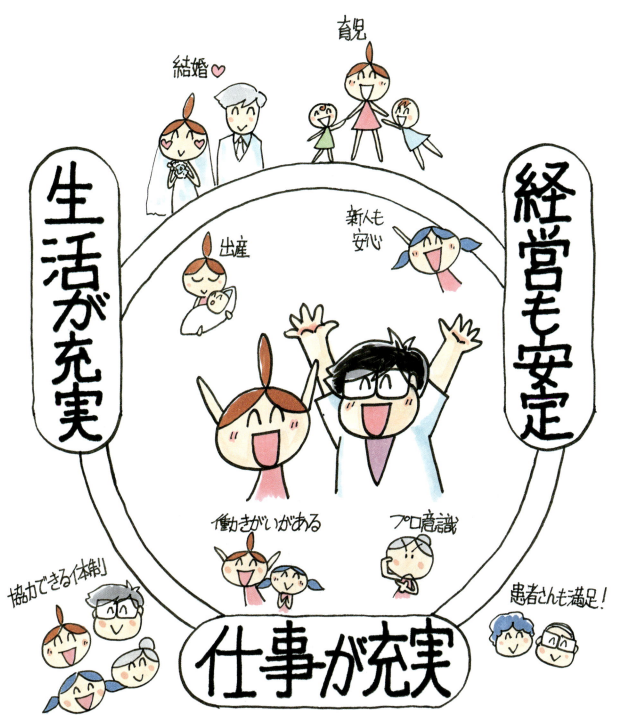

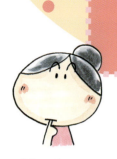
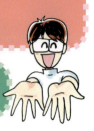

カイゼンって大変？

! 楽しいと思うはずです

「今の仕事だけでも大変なのに，これ以上仕事が増えるのは…」と，心配されている人はいませんか．
働く環境をカイゼンしていくと，仕事はどんどん単純化・効率化していきます．
ある日突然「疲れにくくなったね」「前よりストレスがなくなった…」と，気付くはずです．
なぜならば，職場のカイゼンが進むと，厳選された本当に必要なモノや情報だけで働くことになるので，混乱がありません．時間の使い方が上手になりますから，体力に余裕が出て精神的にも楽になります．何よりも，目に見えて残業が少なくなるはずです．
だから**始めてみたら，「カイゼンって楽しい!!」**と，思うようになるはずです．

● 働く環境のカイゼンからの好循環サイクル

もちろんボクも安心

人の安定・確保
モノへの投資
お金のスムーズな流れ
情報の共有
公的支援制度の活用

経営の安定

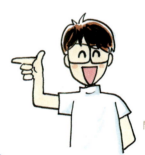
ココでの問題をどうとらえるかがポイント

問題視えてますか？

数字の変化をみたらわかる！
実患者数・延べ患者数・
紹介患者数
保険診療・自費診療・
口腔ケアグッズ等

患者満足度向上

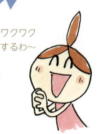
ワクワクするわ〜

働く環境のカイゼン

安心で安全な職場をつくろう
Start!

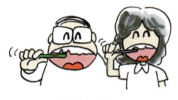
私たちも嬉しいワ

患者さんたち

医療の質の向上

仕事の単純化・効率化
時間の確保
スキルアップ
医療に専念できる体制

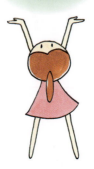
当然ここが大切です

でも根性論だけでは難しい

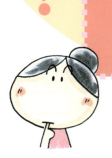

働く環境で何をカイゼンするの？

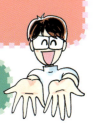

働く環境と仕組みを変えていきます

マズローは，人間は自己実現に向かって絶えず成長するという考えから，人間の欲求を5段階に現しました．下段から順次欲求は満たされていきます．

一致団結して，チームワーク医療に臨もうとした場合，下段の生理的欲求，安全の欲求，親和の欲求までをも満たさなければなりません．ここが組織としてのまず取り組むべきカイゼンの部分なのです．

みんなが安心して安全な仕事ができる環境を整備しながら，互いを認める関係をつくりあげていきましょう．

自分が組織の中で認められれば人は自ら成長できる

親和の欲求が満たされると，「自我の欲求」が出てきます．自分自身がどのようになりたいのかという未来が見えてきたのです．「自己実現」では，将来のイメージに近づくために，自ら実践していきます．

ピラミッド図

自己実現

自我の欲求

親和の欲求
自分が歯科医院に必要とされる役割があるのか
・ちょっとしたことを聞く人がいない
・仕事を任されない
・信頼されていない
・情報が入ってこない

本音が言えない疑心感
孤独であれば職場にいても耐え難い

安全の欲求
働く環境の安全が確保されているのか
・職場の清潔・消毒・滅菌に不安がある
・何があっても休めない
・事故の防止策・対応策がない
・お給料等で生活ができない

混乱した職場であれば，誰もが辞めたくなって当然

生理的欲求
生きる・食べる・寝るなどの本能的な欲求が満たされているのか
・昼休みが取りづらく，ゆっくり食事ができない
・残業が多くて疲れがとれない
・職場の事で悩んで寝られない

職場の環境カイゼンの重要ポイントとして基本中の基本

やりがいのある仕事 充実した人生!!

人の欲求とは，下段から順次心を満たして上段に移動していく

この部分を安定させます

マズローの5段階欲求：スタッフが自ら本を読み，研修会に行って成長してほしいと思っても，この下段3段の欲求が組織として確立できていなければ，なかなか自主的に成長しようとは思えません．

カイゼンは何から始めるの？

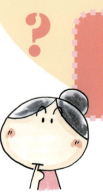

問題だと感じたことからです

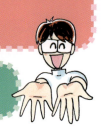

新人の私にも
わかります

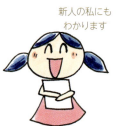

　日々の仕事の中で，あるべき姿から外れてきたときに，問題が視えてきます．ここをカイゼンしてみましょう．「あれっ，どうして」と思ったときが「ヒヤリハット」．気づくことが大切です．

　そのうち，「予定・計画していたのに，なんかできていないんじゃないの？」と，あるべき姿からのギャップが起こります．こんな時には「クレーム」が上がりがち．このクレームは，患者さんだけでなく，スタッフからも発生します．

　この時点で解決できないでいると，ある日突然，誰の目から見ても「トラブル」と映る段階にまで深刻化します．「またですか〜」と安易に言わずに，今のうちに対応しましょう．このトラブルが解決できなければ，「重大な事故」が起こるかもしれません．問題は，小さな異常が出ているときに問題としてとらえ，対処する方が簡単です．

　あなたの気づきを思い切って，発言してみましょう．

●問題の視える化

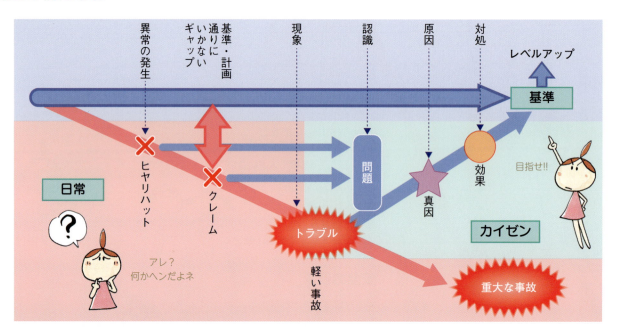

ハインリッヒの法則

　日々の診療の中で，何の問題もないという日はありません．あれって思うことは日常茶飯事です．

　それを問題ととらえ，全体に発信できる組織の体制であることが大切です．

　ハインリッヒの法則を知っておきましょう．

　一つの重大な事故の影には300もの小さなトラブルが存在しています．

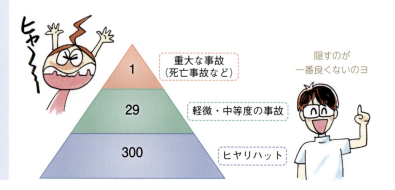

隠すのが
一番良くないのヨ

医療以外のことに手が取られて医療の質が下がらないの？

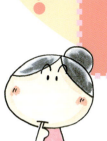

医療に専念できるので向上します

医療の質が落ちるときとはどんな時なのでしょうか．チーム医療として考えてみましょう．

- **人が不安定で，育成しても辞めてしまう**
  （育成・人間関係・やりがい・結婚・出産・育児・介護等の問題）
- **歯科医療にそろえておきたいがモノが使えない・用意できない**
  （使い方の理解不足・紛失・故障・投資できない状況等の問題）
- **お金の流れが悪くなる**
  （長時間労働　休めない体制　労働環境の悪化）
- **情報の混乱**
  （全体像がわからない・現状がわからない・いつの情報かわからない・主観が入る・表と裏の情報）

医療の質が落ちるときとは，医療以外のことに手を取られ，治療に専念できない状況のときではないでしょうか．

私たちは，安全な環境の中でそれぞれが連携を取りながら働いているからこそ，最善の医療を提供することができ，その結果として「医療の質」を上げることができるのです．

歯科医院がもっている資源を駆使して，問題を解決していきましょう．その資源とは「ヒト，モノ，カネ，情報」です．これが私たちがもっている**財産**です．

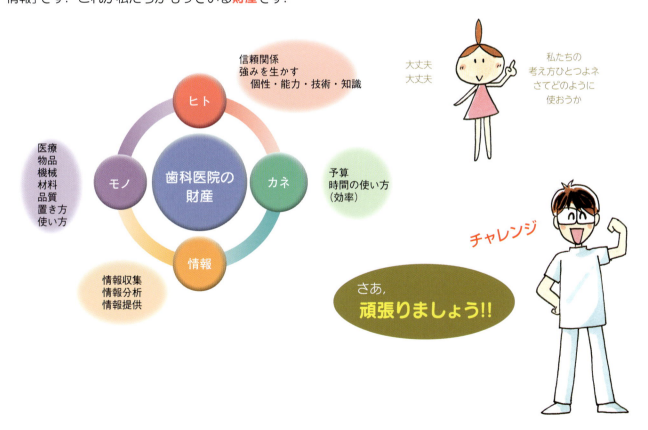

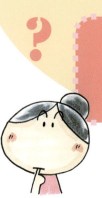

「それでも変わりたくない!!」と思う？

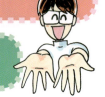

本能ですから当然です

　人は，何かあったときに，率先して状況を変えようとするでしょうか？

　実は，「本能的には変わりたくない」のです．

　脳を含めて，人間は現状を維持していこうとする性質があります．

　これが**「ホメオスタシス」**です．

　もともと，外部の環境に影響されること自体に抵抗があるのですから，みんなで働きやすいように物の置き場所を変えよう，見え方を変えようというポジティブな変化であろうとも，それを考えたとたんに，「これから変化しそうだから，変わらないようにしなければならない」「行動を止めなければならない」という方向に，自らストッパーをかけてしまいます．**生存するための本能ですから当然です．**

　今までだって，多少のミスが起きたとしても大きなトラブルは起きなかったと思えば，手間や時間のかからない「何もしないを選択」をしても不思議ではありません．

　その中で，カイゼンして環境を変えようというのですから，大変なチャレンジであります．

　しかし，それは個人ではなく，組織としての取り組みです．

　一人では難しくとも，また過去の組織では難しくとも，みんなでやろうと一致団結できれば，組織はもっと働きやすい環境をつくることができます．さあ，まずは声に出すことです．

　「私たちは理念に則って，患者さん，地域住民の皆さん，そして私たち自身のために，カイゼンに取り組みます!!」

　ちなみに，人は変わることを求められたときに，思いもよらない行動をします．

　驚かないでください．またがっかりしないでください．

　知ってさえいれば当然の反応だと思えます．

●カイゼンに取り組むときのスタッフの反応

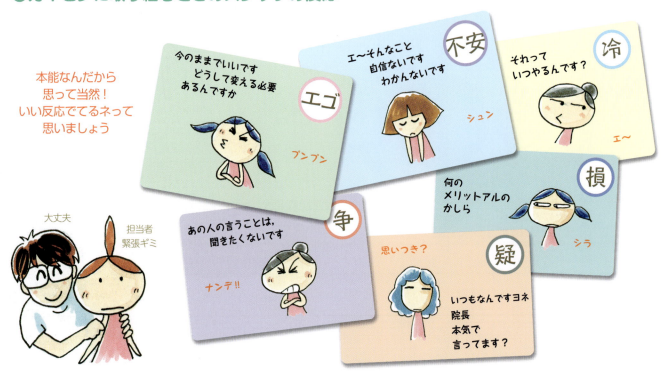

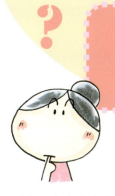

断固反対!!と思っている方々へ

! 実は法律が変わっています

2014年から行われてきた「職場のカイゼン」に関しての法律です．
① 「地域における医療及び介護の総合的な確保を推進するための関係法律の整備に関する法律」が公布
② 第6次医療法改正（第30条の14）があり「医療従事者の勤務環境の改善に関する規定」が追加
③ 法改正に基づいて「医療勤務環境改善マネジメントシステムに関する指針」
④ 2015年指針に基づいて「医療分野の「雇用の質」向上のための勤務環境改善マネジメントシステム導入の手引き」改訂版発刊

どんどん社会は変わっています．しかし，驚くことはありません．

2007年に行われた第5次医療法改正によって「医療安全管理体制の義務」が示されていますので，私たちは医療安全管理・院内感染対策・医薬品安全管理・医療機器安全管理を実践しています．ヒヤリハットを出して，すでに職場のカイゼンを進めています．

知らなかった？
心配はいりません．焦らずに，一歩ずつ理解を深めてまいりましょう!!

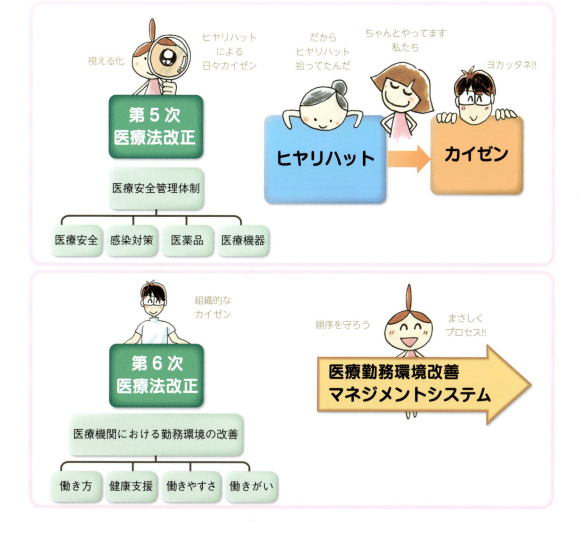

歯科医院での医療安全管理体制できていますか？

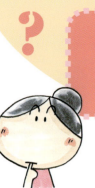
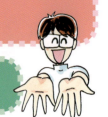

まずは第5次医療法改正でカイゼン

歯科医院で行うカイゼンの基本である「医療安全管理体制」は，第5次医療法改正のときに整備されました．でも，確実にできているかをチェックしてみましょう．いつでも初心に戻ることが肝心です．

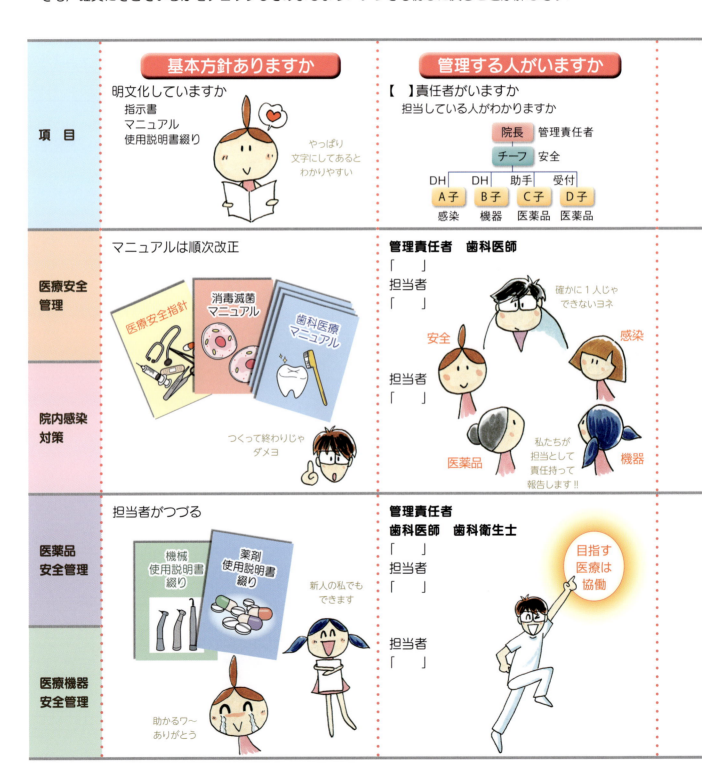

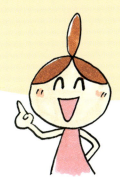
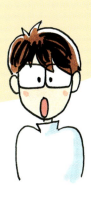

できてなかったら対応しましょう

法律ですからやらねばならず

保健所の監査があります

これで結構いいシステム作れますネ!

【　】にできているかチェックしてみよう

情報が共有されていますか

【　】ミーティングしていますか
・ヒヤリハット報告
・カイゼン提案
研修
　・実施
　・受講
　・研修記録
　・研修報告

責任をもった仕事をしたら会議で報告

何をしていますか

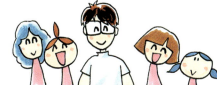

だって私たちの歯科医院なんだもの
協力しなくちゃ仕事できないでしょう!

【　】年2回研修
（内部・外部可）

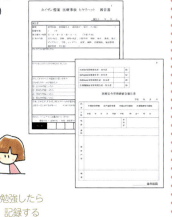

勉強したら記録する

【　】現場での安全の徹底　指針・マニュアル等作成
【　】事故が起きないように研修・記録
【　】事故が起きたときにどのようにするかの方針
【　】事故が起きたときの報告
【　】小さなヒヤリハットを拾ってカイゼンへ

【　】感染での安全の徹底　指針・マニュアル等作成
【　】感染が起きないように研修・記録
【　】感染が起きたときにどのようにするのかの方針
【　】感染事故が起きたときの発生報告
【　】小さなヒヤリハットを拾ってカイゼンへ

【　】薬・材料管理記入
購入時研修
必要時研修

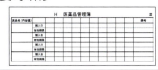

【　】薬の使用についての安全の徹底　指針・マニュアル等作成
【　】薬での事故が起きないように研修・記録（購入時含む）
【　】薬の採用手順・購入手順
【　】薬の情報徹底（使用説明書等保管）
【　】薬の適切な管理
【　】小さなヒヤリハットを拾ってカイゼンへ

【　】機械・器具の管理記入
購入時研修
必要時研修

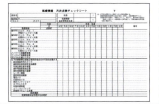

仕事をしたら記録する

【　】機械使用についての安全の徹底　指針・マニュアル等作成
【　】機械での事故が起きないように研修・記録（購入時含む）
【　】機械の情報徹底（使用説明書等保管）
【　】計画的保守点検
【　】小さなヒヤリハットを拾ってのカイゼンへ

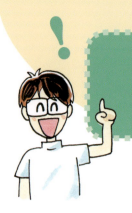

やってみましょう!!
職場のカイゼン

組織を動かすときには，核となる理念がいります．
理念とは，時代が変わろうとも，社会が変化しようとも変わらない歯科医院としての存在価値です．
私たちは，患者さんの事だけを考えて仕事をすると，ついつい無理をしがちです．
実は，患者さんと同じくらい，自分たちの事も大切に考えないといけません．
大切にされているからこそ，人のために役に立ちたいと思えるのです．
歯科医院は，患者さん・スタッフ・地域社会のために，動いています．この考えがビジョンです．
カイゼンは，みなさんの手で，みんなのために行います．

院長先生，宣言してください．
「理念に則って，職場カイゼンを始めましょう」と!!

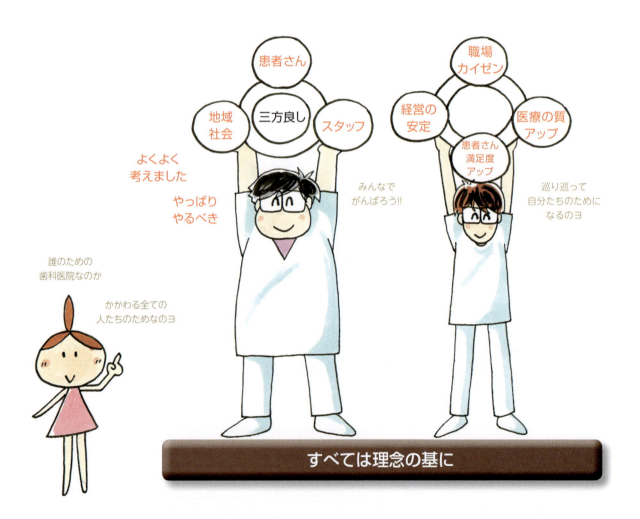

すべては理念の基に

第2章
働く環境のカイゼン 具体的な進め方 ―カイゼンのプロセス―

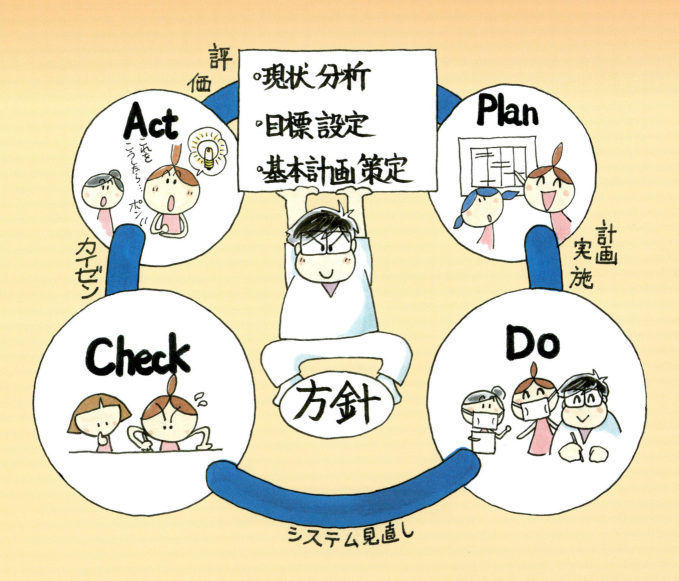

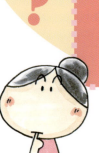
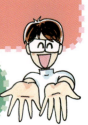

カイゼンはどのように進めるの？

歯科医院のカイゼンには順番がある

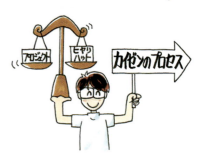

歯科医院には，問題が山積しています．

「どのように進めますか？」と聞かれても，人それぞれ立場によって問題の捉え方は様々です．したがって，全体の意識を統一するために，勤務環境改善マネジメントシステムの流れを応用してみましょう．

まず，歯科医院としての理念に基づく**「方針を明確化して表明」**，その上で**「現状」**を確認します．確かに問題であるとなれば，**「目標を設定」**し，一定期間を想定した大きな**「基本計画」**を立てます．

方針の表明	現状分析／目標設定／基本計画策定	
軸となるものをつくる	やるべきことを視える化する	やるべきことを具体的に計画する
自分たちが何を目的に仕事をしているのかを自覚する	大きな仕事は，プロジェクトにする．誰が・何をいつまでに行うかを明確にする	

① 理念設定
　目的
　カイゼン方針
　→
② 戦略会議
　現状分析
　体制整備
　→
③ 組織としての基本
　マニュアル
　目標設定
　計画策定

組織成長に合わせてステップを上げていく

1ステップ	2ステップ	3ステップ	4ステップ	5ステップ	6ステップ	7ステップ
理念公開 5S活動	マニュアル化	仕事の明確化	独自性の尊重	独自性の確立	新たなチャレンジ	さらなる成長
理念公開 5S活動 ・整理 ・整頓 ・清掃 ・清潔 ・躾	仕事の視える化 認める 感謝・尊重	患者への情報提供 労働環境整備 ・育成体制 ・労働規約 在庫管理強化	歯科医院の強み スタッフの強み 地域との関わり意識	高い専門性 継続した努力 ・日々の研鑽 地域との接触	さらなる環境整備 基本回帰 地域密着性	組織適正規模 疲弊しない組織 地域医療への取り組み

担当者が決まれば，**「現場での計画」**を具体的にあげ，**「実施」**します．その結果はできるだけ客観的に**「評価」**し，さらなる**カイゼンを進め，システムを見直します．

この流れは，PDCAサイクルに則って，相乗効果でどんどんと進められます．

職場のカイゼンは，1年ひとくくりで考えていくと焦りません．ステップに沿って取り組むとスムーズです．

最初のカイゼンの中心になるものは，5S活動（整理・整頓・清掃・清潔・躾）です．**1年目の第1ステップとしてチャレンジしてみてください．**ヒヤリハットがちょっとずつ少なくなってくるはずです．

5S活動が落ち着き始めたら，現在行っている歯科医療を文字化する**第2ステップのマニュアル作成に入りましょう．**診療の根拠が全ての人に理解されますので，混乱が少なくなります．

第3ステップで医療や経営にはじめて手をいれます．

組織が成長してきても，ヒヤリハットはなくなることはありません．プロジェクトとカイゼンとの両輪で，組織の文化を築きましょう．

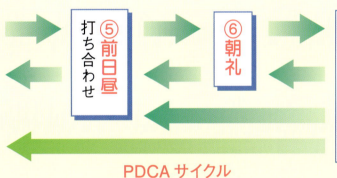

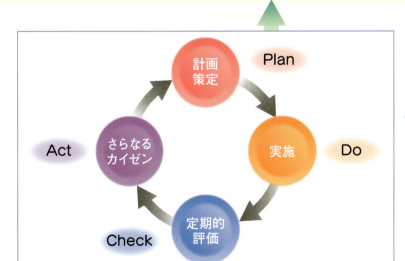

カイゼンには終わりがない (PDCAサイクル)

PDCAサイクルとは，計画策定（plan），実施（do），評価（check），さらなるカイゼン（act）の流れで物事を進めるマネジメントプロセスのことです．カイゼンは評価された結果から行われますが，次の計画のときには一段レベルが上がっています．

カイゼンプロセスに合わせてやってみよう！

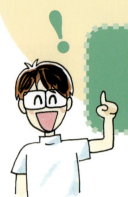

歯科医院を客観的に視える化しましょう

方針の表明

①理念設定

自分たちがやるべきことを視える化しよう「理念シート」

理念とは，「歯科医院の役割は何ですか」と言う質問に対する答えです．使命と同義語ですので，まさしく言葉の通り，命を使ってまでをもやり抜く覚悟が理念です．

ビジョンは，理念を行うために「何をすべきか」を示したものです．「患者，スタッフ，社会」のために何ができるのかをまとめます．

戦略は，3～5年を意識してやるべきことです．
戦術は，1～3年を意識して行うべきことです．
時には，明日からできることを戦闘レベルとして書き出します．
ここまで行うと，やるべきことは明白です．

小さなことには惑わされずに，全員体制でやるべきことを進めていきましょう．

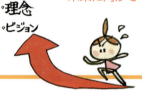

未来に向けて
一歩ずつカクジツに

現状分析／目標設定／基本計画策定

②戦略会議

年1回語り合おう「戦略会議」

――石川県金沢市　医療法人社団　ハッピー歯科医院

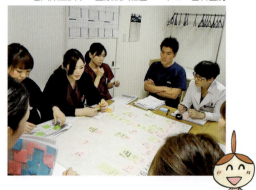

話し合うって大切
いつもしゃべっているけど
この会議は別物‼

1年に1回は，年間計画を立てる会議を開きましょう．全員が歯科医院の問題を共有できれば，何をどうすべきかを語り合うことができます．

そこで，**ブレーン・ストーミング**をお勧めしています．

ブレーン・ストーミングは，多彩なアイデアを生み出すための方法の一つです．批判禁止，質より量，自由奔放，便乗してもよしという原則を守って，問題や希望等を100個出るほどに語り合い，カードに書いていきます．

その後，**KJ法でまとめます**．

KJ法では，類似カードをグループに分けてタイトル付けをして，集約・統合を行います．

その後，タイトル別に問題解決案を出して，いつまでに，誰が何をどの時期に，どのように対応するかのプロジェクトを立ち上げます．

この作業は，1日仕事です．

どのような患者さんに支持されているか確認しよう 「ドメイン」

ドメインとは，歯科医院がどのような医療を提供しているかという領域を明確にしたものです．自分たちの特徴を知るために使います．

近隣に歯科医院ができると，その歯科医院とライバル関係にあるように思いがちですが，実際には戦っているわけではありません．

患者さんがどちらの歯科医院にいくのかを選択してるにすぎません．もしも，私たちが戦っているとすれば，それは患者さんの治療に対する満足感と戦っている訳です．

歯科医院には，それぞれ努力してきた分野があるはずです．その分野を患者さんにわかるようにする必要があります．要は，なんでもできる歯科医院ではなく，どんな方に，どのような治療を提供できるのかという独自性を問うています．来られる患者層が絞り込まれてくるとそこからの口コミは確実に広がります．

歯科医院　事業領域（ドメイン）分析		
～あなたは患者さんに何を提供していますか～		
	○○○○年	○○○○年
誰に：顧客		
何を：顧客ニーズ （顧客が求めているもの・困っている事）		
どのようにして：提供方法 （他社にはマネのできない独自の技術・ノウハウ）		

提供している歯科治療の位置関係を確認しよう 「ポートフォリオ」

プロダクト・ポートフォリオ・マネジメント（PPM）の簡略版を使って治療の位置関係を見てみましょう．

縦軸に「導入しようとしている治療の積極度」を，横軸に「治療の経営に対する貢献度」を置き，4つのブロックに分けてみます．

左下が，安定した治療です．軌道に乗っている治療です．大きな投資や努力をせずとも，歯科医院にとっては大きな利益が上がる最も得意とする分野です．ここで得た資金は，他の分野に投資されていきます．

左上が，軌道にのりつつある治療です．歯科医院が勉強やトレーニングを積んで，積極的に患者さんに提供を始めている分野です．まだ利益は上がっていないかもしれませんが将来性があり，軌道に乗れば安定のほうへ移行する楽しみな治療です．

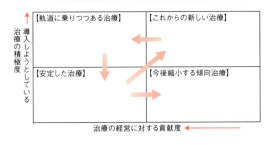

右上が，これからの新しい治療です．まだ，意識し始めたばかりの治療です．歯科医院内で共通認識するだけで十分です．2～3年後の導入を期待して温めます．

右下が，今後縮小する傾向の治療です．3つのブロックは，組織として仕事を増やすことでした．歯科医院には，限られた資源しかないのですからすべてに取り組んでいたら，疲弊してしまいます．したがって，目をつぶってやらない分野をつくります．自分たちはしないのですから，他の歯科医院との連携が取れるという新しいチャンスにもつながります．

歯科医院の強みを自覚しよう 「SWOT分析」

内部資源と外部環境についてみんなで考えてみましょう．

内部資源とはヒト・モノ・カネ・情報です．これらの強みと弱みを探ってみましょう．

強みは今よりさらに強くします．得意分野は明確に視えるほうがいいでしょう．

弱みは努力してもなかなか強くなりません．まずは平均的なレベルまで上げましょう．

外部環境は社会の動きです．歯科医院では，患者さん・近隣の歯科医院・政府・法律・保険改正・経済状況などを考えてみましょう．社会は自分たちでどうにかすることはできないので，みんなで状況を知るということが大切です．

社会の動きを追い風ととらえる**機会**があれば，チャンスとしてとらえることができますし，向かい風である**脅威**と感じれば，対策を練ることが可能です．

○○歯科医院　環境・資源分析（SWOT分析）		
内部資源 （ヒト・モノ・カネ・情報等） 外部環境 （政治・経済・社会・文化・自然等のマクロ環境と顧客，競合，業界等のミクロ環境）	強み Core Competence	弱み
機会	【強みを生かして機会を活かす】 ○	【弱みを克服し機会を活かす】 △
脅威	【脅威を回避し強みを活かす】 △×	【撤退】 ×

現状分析／目標設定／基本計画策定

③組織としての基本

歯科医院の仕事を視える化しよう「マニュアル」

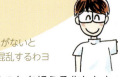

これがないと組織は混乱するわヨ

―― 大阪府豊中市　松林歯科

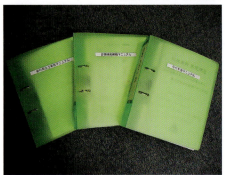

■マニュアルは分野別に収める

歯科医院が組織としてどのように動いているのかを視える化したものがマニュアル（図1）です．

人財育成，仕事の質の向上，個々の強みを活かすために使います．

このマニュアルは，新人が入社した時に活用しますが，その内容はここまで書くのかという意識で記入しておく必要があります（図2）．

言葉の意味，物品と名前との一致，置かれている場所，準備・使用方法，片付け，また歯科医院のとしての新人合格ラインを示しておきます．

マニュアルがなくとも，歯科医院は動きますが，基本となるものがなければ，個人のこだわりのやり方が横行して，混乱が生じます．また，日々行っている業務は，絶えず変化しています（図3）．

ヒヤリハットが出てきた時には，話し合いながらカイゼンしますので，その都度意識して更新しましょう．

図1　マニュアルを辞書で引くと…

取扱説明書，システムの取り扱い方法，トラブル時の対処方法などが記載されている文書のことを指す
（大辞林　第三版）

↓

仕事を視える化したもの

↓

確実な人材育成　仕事の質の向上　個々の強みを活かす

―― 滋賀県野洲市　医療法人社団小林歯科医院

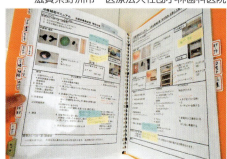

■マニュアルは手書きでも十分

図2　新人はココがわからない

①言われている意味がわからない
　（例）専門用語・略称
②言われている物がわからない
　（例）医療用具
③言われている物が置いてある場所がわからない
　（例）どの部屋・どの棚・どの引き出し？
④言われている物の前準備がわからない
　（例）スイッチの入れ方・セットの仕方
⑤言われている物の使い方がわからない
　（例）使用方法・補助の方法
⑥言われている物の片づけ方がわからない
　（例）消毒・滅菌方法

できない・能力がないのではなく，できる仕組みがないと考える

―― 滋賀県東近江市　井田歯科東診療所

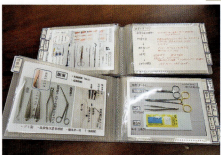

■マニュアルがない場合，写真カードでも役立つ

図3　マニュアルの内容が変わるとき

1	外部の環境変化	保険改正 患者層の変化 患者さんからの要望の変化
2	人の出入り	方針の変化 新人の受け入れ スタッフの退職
3	業務のカイゼン	スタッフのカイゼン意識の向上 担当者の気付き
4	機器，器具の変化	機器類の使い方確認・研修 レイアウトの更新
5	歯科医療サービスそのものが変わる	自費診療へのシフト 新システムの導入

1年間で行うことを視える化しよう「プロジェクト別・人別目標設定表」

戦略会議で行ったブレーン・ストーミング，KJ法によって，やるべきことが視えてきました．

しかし，カードのままだと，場所をとるし自分の担当を一瞬で見分けることはできません．したがって，**人別とプロジェクト別に一覧表を作成します．**

人別にプロジェクトを示すと，過重な負担がかかっている人がわかりますので調整します．

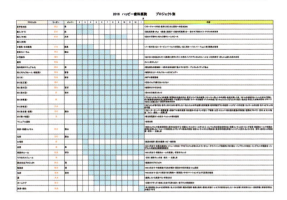

誰もが歯科医院のために働いてくれていることを理解しよう「組織図」

1年間で行うことが確定したら，担当者にプロジェクトを当てはめて，組織図をつくり**「これは，誰が責任の仕事？」と聞かれた時に，即答できるようにします．**

また，自分が誰の指示で動けばいいのかを明確にしておくと仕事の混乱は減少します．

何となく日々行っていたことでも，プロジェクトして担当者を置くと，責任をもった形で仕事がスムーズに流れるようになってきます．

新人であろうとも責任を持った仕事を任せましょう．簡単にできることでも，重要な仕事はたくさんあります．

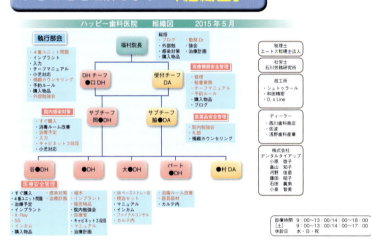

プロジェクトの基本計画を立てよう「担当別業務計画実施表」

ブレーン・ストーミングで出てきた意見をプロジェクト別・人別スケジュール表に現しましたが，これでは実践までには行きつきません．

横線工程表（ガントチャート）によって，視える化してみましょう．

プロジェクトの各段階を細かく作業単位まで展開していきます．縦軸で作業内容を現し，横軸に日時をとって行う期間と進捗状況などを視覚的に一瞬で分かるようにします．

実施担当者は，計画的に実践できますし，管理する方も，その進行程度を把握することができるので，大変有効な手段です．

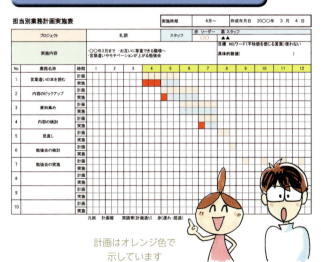

計画はオレンジ色で示しています

できたら青!!
赤の時は計画通りにできていないということネ
助けてほしいという合図でもあるのよ

計画・実施／評価・カイゼン／システムの見直し

④ミーティング

月に1回会議をしよう「ミーティング」

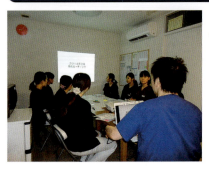

毎日しゃべってるのに
1カ月に1回
いりますか？

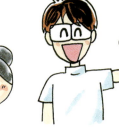

それは業務確認して
いるにすぎないの
会議には目的があるのヨ

会議の目的

会議の時間は基本2時間以内です．

会議は，計画されていることがどのように実践されているかを**確認し，方向性を一致させる場**です．

担当別に業務計画が立てられていますので，各担当者からの報告を受けることが中心となります．

年間に動くプロジェクトは各担当者に任されていますので，新人であろうともどんどん発言していきます．

会議を話し合う場と勘違いすると，時間がいくらあっても足りず，ただの座談会になってしまいますので，段取りよく進めましょう．

会議のための準備

① 場所
② 時間の確保（2時間）
③ 物品の準備（机，椅子，プロジェクター，議事録）
④ 司会・記録係の配置（チーフ・サブチーフクラスで担当）
⑤ 会議後に議事録は全員に配布して，次回までに担当しているプロジェクトを進める

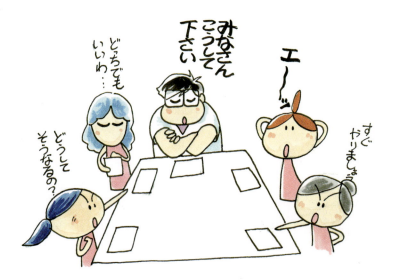

こんな会議は
イヤダナ～

会議の主な内容

限られた時間ですので，会議は次の内容（例）で進めていきます．

報告だけでなく，全体で話し合うべき議題があるのならば，ヒヤリハットやカイゼン提案などで，根拠を示しながら発言します．思いつきで組織が振り回されないためです．

ここで行うべきことと担当者（チーム）が決まると権限移譲され，日々の業務の中で実践されていきます．

現場のことは，現場の担当者が働きやすくカイゼンするが基本です．

会議の主な内容（例）

① 院長挨拶
② 医療法関連　医療安全管理関連（5年間の保存義務）
　・医療安全管理（ヒヤリハット・カイゼン報告，提案，院外勉強会報告）
　・院内感染対策（感染事故，消毒方法の変更等，院外勉強会報告）
　・医薬品安全管理（新しく購入する予定，購入した場合の勉強会）
　・医療機器安全管理（新しく購入する予定，購入した場合の勉強会，修理品，修理費）
③ プロジェクト実施報告
④ その他

会議の席では，資料によって話をしよう

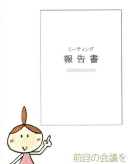
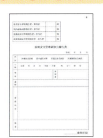

前回の会議をもとに，この度の話し合いに臨むんですヨネ

研修会に行ったり，勉強会に参加したら報告しましょう

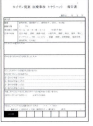
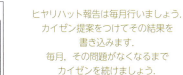
ヒヤリハット報告は毎月行いましょう．カイゼン提案をつけてその結果を書き込みます．毎月，その問題がなくなるまでカイゼンを続けましょう．

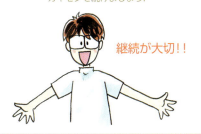
継続が大切!!

担当者への権限移譲

権限移譲に必要なものは「担当であるという明確さ」と，「使える予算がある」ということです．

例えば5S活動を進めるうえで，100円均一のカゴを用意するのならば大した金額にはなりません．しかし，高額なモノを買うときにはある程度の取り決めが必要です．

例えば「一個5,000円以上の物品を買う場合は，見積書を提示するなどして会議で了解を得る」等の決まりです．

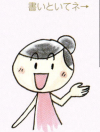
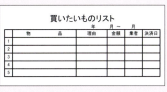
これに書いといてネ→

私が担当
いつまでに…を
いくらの予算で…

会議は頻繁にするものではない

1カ月に2回，同じような内容で会議をするところがありますが，脳科学の見地から人間は1カ月に1回の計画で物事を進めるほうが，混乱がなく習慣化しやすいという報告があります．

したがって，月に何度も話し合うことが良いわけではありません．

しかし，人数が多い場合は，執行部会議で別の話題で話し合うことも必要です．ここでは少し未来の方向性を確認する会議となります．

計画・実施／評価・カイゼン／システムの見直し

⑤前日昼 打ち合わせ

毎日行おう「患者情報の確認」

当日の診療をスムーズにと思えば，前日の段取りが大切です．

そのための時間は，診療前の時間，診療の合間，休憩時間，キャンセルが出たときの時間などを有効に使う必要があります．

前日の昼には，予約簿で自分の明日の行動を確認しておきましょう．

患者さんの治療内容やDrへの確認は，治療計画書や予定表をみれば明確です．

その代わり，診療が終われば，サッと帰りましょう．

歯科医院にいる間は，全力で歯科医療に取り組む．終われば個人の時間を大切にする．

そのバランスが大切です．

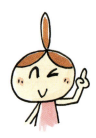
今日，どこのSRPだったっけ？ではダメヨネ

● 予約簿から診療補助に至るまで，担当を決める

チーフや受付・司令塔として全体を動かす人は，予約簿に担当者を入れていきます．

患者担当制をしいている歯科衛生士は，すでに名前が入っていると思いますが，診療補助に至るまで，担当者名を記入します．

そうすると，余裕のある人や時間帯がわかります．

● 予約簿から担当する患者さんを確認する

担当者が書かれた予約簿は，前日の昼までにみなさんが見られるところに出しておいてください．

それを見て，一人ひとりが担当している患者さんのカルテファイルを確認します．

● 担当者は治療計画・予定表を見て，Drに確認する

明日の治療が滞りないように，準備しておきます．

大きな処置の場合，準備物チェックや消毒等の作業が入ることがあります．時間を有効に使います．

目標
① 診療は時間通りに終わる
② タイムカードは診療後10分以内で押す

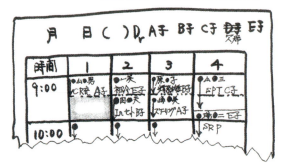

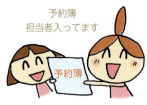
予約簿 担当者入ってます

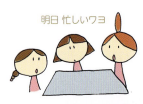
明日 忙しいワヨ

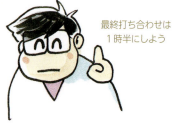
先生 明日は○○さんのインプラントです
ハイ!!
最終打ち合わせは1時半にしよう

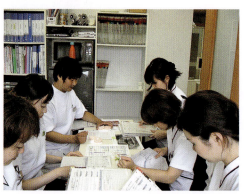

患者さんの事をみんなで理解していますか
「治療計画・治療予定」

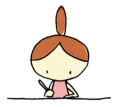

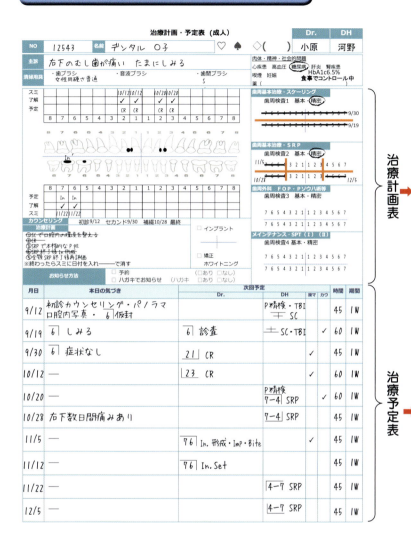

> 「あと何回くればいいの？」
> 受付が患者さんに，よく聞かれる質問です．
> その都度，中に入って確認するのならば，患者さんは不安になります．
> 誰が見ても全体の治療のどこまで進んでいるのかわかるようにしましょう．
> そのちょっとした作業が診療をスムーズにします．

> 患者さんとの最初の会話は，みんなが天気の話ですか？
> 「前回しみるとおっしゃっていた所は，落ちついてますか」
> 前回の治療後の確認からはじめられたら，「私のことを理解してくれている」と安心して下さることでしょう．

余裕を作って自己成長
「トレーニング」

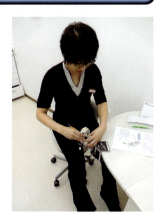

診療が時間通りに開始され終了されていくと，少し余裕のある時間帯がわかってきます．

また，負担なく診療が進むと，心身共にストレスは少なくてすみます．

そうすると，「時間を作ってトレーニングしよう」とする機運が高まります．

計画的に記録しながら腕を上げていきましょう．

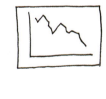
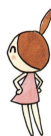

計画・実施／評価・カイゼン／システムの見直し

⑥朝礼

今日やる事を確認しよう「朝礼」

―― 石川県金沢市　医療法人社団ハッピー歯科医院

朝，互いの顔を見て，元気に診療に取り組める状態かを見てみましょう．

患者さんに失礼がないように，身だしなみが整っているかを確認し，声を出して挨拶します．

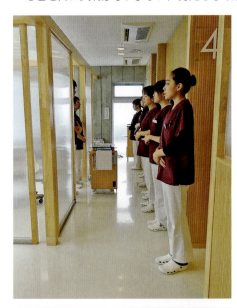

「うちはフランクにやっているから，整列する必要はない」と言われる歯科医院があります．

整列すると，手の重ね方，置き方，礼の角度，足先の角度までをそろえることができます．

高いレベルの医療を提供するために団結するのですから，立ち姿ぐらい統一できないで，どうして医療の質をそろえることができるでしょうか．

朝礼を見れば歯科医院のレベルが分かります．

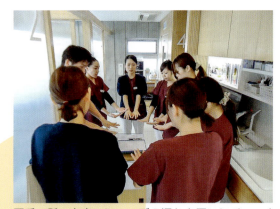

■爪・髪・白衣・シューズの汚れを互いにチェックして清潔に心がけます．

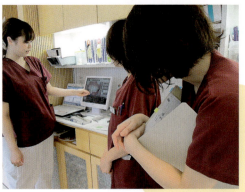

■昨日いらした初診患者さんの状況を担当者が説明します．

シフト制で朝礼時にいない人がいる場合

情報が伝わりにくいという話をよく聞きます．朝礼時に出た話で全体に共有した方がいい情報は，記録係がその場で記入します．発信者は○で，見た人は✓を入れます．ホワイトボードに掲示していればいつでも✓を入れて確認できます．

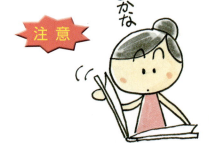

注意 どこかな

伝達ノートは広げないと中が見れません一手間多い!!

■伝達シート

月日	部署	連絡事項	院長	チーフ	DH 前田	DA 磯田	受付 橋本
2/3	受付	会議で出ていた新しい歯ブラシが納品されました	✓	✓	✓	✓	○
2/4	DH	2/8に，前田は休みを取らせていただく予定です．	✓	✓	○		✓

朝礼の司会

朝礼の司会は，院長から任された「チームをまとめる上で重要な業務」です．

1. 朝礼の目的

① 朝から，歯科医院としての礼節を守る
② チームの気持ちを一つにして，モチベーションを上げる
③ 伝達事項を周知する
④ 小さな問題を解決する

2. 朝礼の流れ

司会者は，誰がみてもお手本にならなければなりません．
皆さんの前に立つ前に，「化粧・白衣の着方（エプロンのひも）・髪がきちんと束ねてあるか」を，鏡に映して確認した後，全体の前に出るようにお願いします．

3. 司会の言葉

- 皆さん，整列をお願いします．
- お互いの身だしなみをチェックしてください．（髪・白衣・エプロン・爪）
- 姿勢を正してください．
- 皆さん，おはようございます．（言った後に全員礼…できなかったら，もう一度お願いします）
- ○月○日の朝礼を始めます．
- 理念の唱和をお願いいたします．（全員）「………」
- 昨日の報告を受付からお願いします．（患者数・キャンセル数・無断キャンセル数等）
- ありがとうございました．
- 先生，挨拶をお願いいたします．……話
- ありがとうございました．
- 診療室のスタッフから伝達事項がありますか．
- それでは，朝の10大用語の復唱を致します．
  **おはようございます．　いらっしゃいませ．　お願いいたします．　承知いたしました．
  ありがとうございます．　申し訳ございません．　少々お待ち下さい．　お待たせいたしました．
  恐れ入ります．　お疲れ様でした．**
- それでは，今日も笑顔でがんばって参りましょう．（笑顔…視線）
- よろしくお願いいたします．（言った後に全員礼…できなかったら，もう一度おねがいします）

これだけで，朝から組織はグッと引き締まります！

計画・実施／評価・カイゼン／システムの見直し

⑦日々の診療

出てきた問題を解決「ヒヤリハット・カイゼン提案」

毎日，気を配って段取りよく診療しようとしても，問題がない日などありません．

人は1日に9,000もの選択や決断をしながら生きていると言われていますので，少しの判断ミスで問題は勃発します．

問題が起きれば，真摯になぜ起きたのかを話し合い，今よりもっと良い状態にするためのカイゼンに取り組むことが大切です．ある一定の基準で満足できる状態であれば，今度はその水準で仕事ができるように安定させます．これが管理です．

カイゼンと管理は，両輪であって，双方が成り立って初めて良い結果が出てきます．

ヒヤリハットは，現場で解決できる小さな問題の時もありますが，全体に共有する必要があるときには，組織としての問題とするために，その場で責任者へ報告・翌日朝礼で報告・ミーティングで報告というように，情報共有していきます．

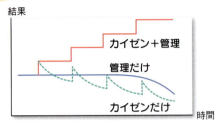

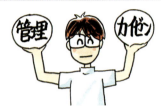

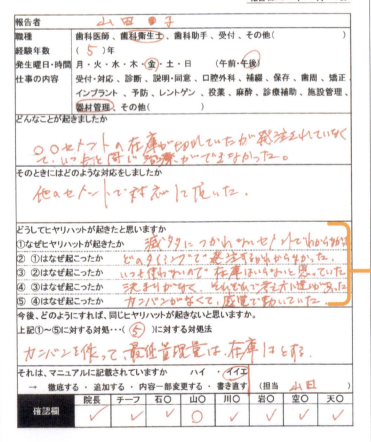

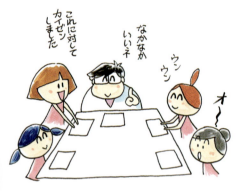

一口メモ

5回なぜを問うと問題の真因までたどり着く

これは「なぜなぜ分析」と言われています．当時副社長であった大野耐一が著した『トヨタ生産方式』に示されています．

年間100万個のカイゼンがくり返されてきているトヨタ自動車．
アッパレトヨタ!!

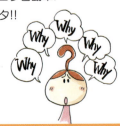

できていますか組織の基本「5S活動」

5S 整理 整頓 清掃 清潔 躾 本当の意味
・整理とは…いらないものを**処分**する
・整頓とは…ほしいものがいつでも誰でも瞬時に**取り出せる**
・清掃とは…**点検**しながら**綺麗**にする
・清潔とは…消毒・滅菌……整理整頓清掃の**維持**
・躾とは……それぞれが**尊重**し，**感謝**し合う体制
単純化・効率化へ……プロ意識の向上

5S活動は組織としてできていないといけない基本です．

誰にでもできそうな内容ですが，チームで実践し継続するとなるとハードルは上がります．

人は，整った，すがすがしい空気や気の中で，生活することを基本とします．

互いに認め合い，感謝し合い，尊重し合う，そんな人間関係は環境整備から創られていくのです．

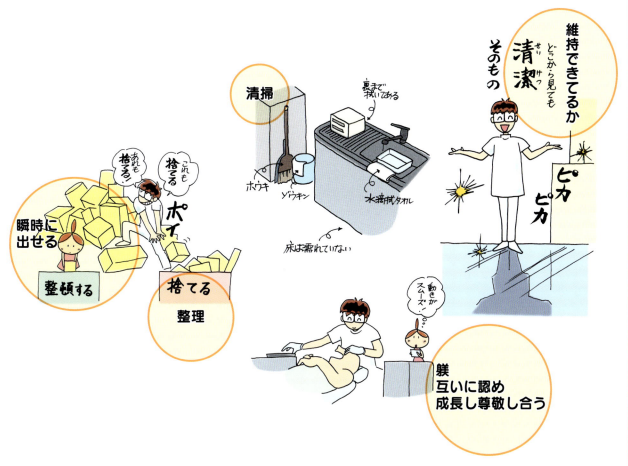

5Sが上手な組織でも，何年かするとレベルが落ちてくることがあります．そんな時には，「5Sとは何ですか？」と聞いてみて下さい．

意外なことに，言えない人が多くいます．5S活動を続けていても，意味がわからなくなれば当然レベルは下がります．

計画・実施／評価・カイゼン／システムの見直し

成果は何で視えるのか 「患者さんからの成績表」

数字はやってきたことに対する実績

毎月，ミーティングでは数字の発表があります．
これが，行ってきたことに対する患者さんからの評価です．一致団結してより良い医療を提供していれば，必ず数字は変わります．
気をつけなければならないのは，数字が目標ではないということ．
目安にはなりますが，これを目標にすると組織は品格を失う時があるので注意です．

キャンセル率（単位：％）

	1月	2月	3月	4月	5月	6月	7月	8月	9月	10月	11月	12月	年平均
H26	8	9	8	6	8	9	7	8	8	9	6	8	8
H27	8	8	9	3	8	8	7	8	7	9	7	8	7

実患者数（単位：人）

	1月	2月	3月	4月	5月	6月	7月	8月	9月	10月	11月	12月	年平均
H26	306	327	402	366	350	394	423	406	381	364	373	377	372
H27	341	373	409	412	381	414	432	420	351	375	342	362	384

延べ患者数（単位：人）

	1月	2月	3月	4月	5月	6月	7月	8月	9月	10月	11月	12月	年平均
H26	651	729	853	818	685	802	812	777	816	773	754	743	767
H27	680	738	859	831	689	834	859	849	745	792	658	729	771

新患者数（単位：人）

	1月	2月	3月	4月	5月	6月	7月	8月	9月	10月	11月	12月	年平均
H26	10	17	15	16	21	24	18	12	18	21	23	23	18
H27	12	16	19	20	26	30	19	15	20	21	22	24	20

紹介患者数（単位：人）

	1月	2月	3月	4月	5月	6月	7月	8月	9月	10月	11月	12月	年平均
H26	10	8	9	12	10	13	6	6	9	10	15	6	7	9
H27	9	12	11	15	16	19	14	10	11	12	5	8	11

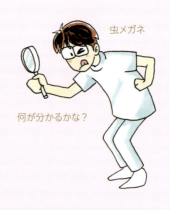

虫メガネ

何が分かるかな？

数字を見て将来を予測する

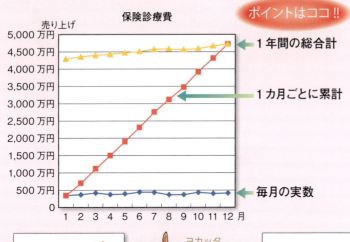

ポイントはココ!!
・1年間の総合計
・1カ月ごとに累計
・毎月の実数

毎月の数字を見てもなかなか傾向を把握することはできません．
しかし，Zチャートにしてみると一瞬で傾向を感じとることができます．
Zチャートは3本のグラフで構成されています．青が月の実績，赤が累計，黄色が1年間の総合計の変化です．左図を見てみると右肩上がりのよい傾向を示していることが一瞬でわかります．

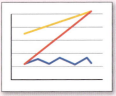 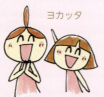 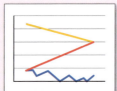

ヨカッタ　　これは大変

何かあったんじゃないですか

一口メモ

上記グラフは年間500万円の伸びを示しています．スゴイですか？

計算すると1カ月41万円，1日19,000円の変化です．日本の患者1人平均は6,800円程度ですから1日3人の患者さんが増えたぐらいの成長です．午前に1人，午後に2人，キャンセルをくいとめたら達成が可能です．

数字を見て現状を把握する

患者さんから頂く成績表

		実績	目安	算出方法	数字の意味
1		キャンセル率	目安10%以内 減少が基本	当日キャンセル数/当日来院数＋当日キャンセル数	● 患者さんからの短期間評価であり，歯科医院に対しての信頼度を示す ● 患者さんには，キャンセルは前日までに連絡を入れていただくことをお願いする ● 季節・天候・繁忙期等，地域性の影響が出ると思われがちだが，優秀な歯科医院は影響を受けない ● キャンセルされた方に電話すると，「忙しかった」「忘れていた」「体調が悪かった」と言われるが，大人としての返答であるので，歯科医院に対する抗議の一つとして謙虚に受け止める必要がある
2		実人数	増加が基本	基本レセプト枚数から算出	● 患者さんからの中期間評価を示す ● 患者さんが歯科医院に対して，信頼し続けてくださっているかの目安 ● カイゼンと評価との間にはタイムラグがある ● 予防管理への重要性の認識によって増加傾向を示す ● 季節・天候・繁忙期等，地域性の影響あり
3		延べ患者数	ユニット1台当たり8〜16人/1日が目安 独自性のある診療では人数は少なくなる 増加が基本	日計による患者数から算出	● カイゼンからタイムラグを受けての患者さんからの評価を示す ● 実人数との関係は重要．延べ患者数÷実人数によって，1カ月に何回再来院しているかという目安となる ● 独自性の高い診療がある場合（自費診療含む）は，時間をとるため患者数に制限がかかる ● 患者受け入れ数の限界まで来ると，増加は止まる．止まってからの対応では遅し，傾向を見て対応する
4		新患者数	増加が基本 減少については2解釈アリ	カルテ通し番号から算出	● 地域（社会）からの信頼の評価…独自性確立後は診療体制への共感への評価を示す ● 立地の影響大 ● 歯科医院を理解してくださるファンによる口コミが大きく影響する ● ホームページは，地域での検索と口コミ確認のために使用される ● 増加が基本であるが，患者受け入れの限界まで来ると，増加は止まる
5		紹介患者数	増加が基本	問診票から算出	● 歯科医院の信頼度の評価を示す ● 歯科医院を非常に愛して下さるファンを示す ● カイゼンからのタイムラグを受けて患者さんからの評価を示す
6		保険診療費	増加が基本 減少については2解釈アリ	レセプトから算出 ※1人1回平均6,800円程度で計算する	● 歯科医院の基本的診療の評価を示す ● 単純に，患者延人数の増加に伴い増加傾向を示す ● 独自性のある診療にシフトしている場合，保険診療費が低下する場合がある…バランスを見る
7		Dr・DH保険点数	増加が基本 バランスを見る	レセプトから算出	● Dr保険点数…歯科医院の治療への評価を示す ● DH保険点数…予防管理への評価を示す ● 治療中心ならば歯科医師の比率が高く，予防管理中心ならば歯科衛生士の比率が高くなる ● 経営的安定と患者への健康意識向上を目的に，治療から予防管理体制にシフトさせていく ● カイゼンを進めても，Drの保険点数は伸びない場合が多い．伸びて成長するのは歯科衛生士業務
8		自費診療費	増加が基本	自費診療集計から算出	● 歯科医院の独自性と，患者さんへの情報提供の質に対しての評価を示す ● 保険診療が安定した後に，独自性を伸ばす ● 順番を間違えると，不安定な経営状況を招く．歯科医院としての基本ができていて，独自性が発揮できれば，患者さんの評価をいただける ● 基本的にスタッフの継続した教育と訓練，カウンセリングの仕組みが必要
9		雑収入	ユニット3台で10万が目安 増加が基本	口腔ケア商品等の売り上げ集計	● セルフケア等，患者さんが自立して管理する説明がなされているかの評価を示す ● 個人に合わせて処方する考えで，的確な物品を説明する ● 管理予防型歯科医院では説明が深い ● ここに変化が出る歯科医院は，独自性が高い
10		リコール人数	増加が基本 レセプト枚数での割合をみる	受付で人数把握	● 患者さんの診療に対する長期的・総合的評価を示す ● 最終的な結果として現れる数字 ● 歯科衛生士の実力がはかれる（一人前になると，1人300人以上の担当患者有）

カイゼンは自己満足ではダメ！

患者さんからの評価あってこそのカイゼン

※平成28年社会医療診療行為別統計

計画・実施／評価・カイゼン／システムの見直し

数字を見て現状をカイゼンする

　私達が歯科医院の変革を進める場合，片付け時間の短縮を重要なポイントとしてみています．
　その合格ラインは次の通りです．

全部の患者さんが終わって，受付を終了されたらストップウォッチで測って10分以内に帰ること

　どうしたら，そんなに早く片付けられるのですか，という質問を受けます．
　実は片付けが早いのではなく，予約した時間内に予定された治療がスムーズに行なわれているということなのです．
　そんな歯科医院は，日中消毒する器具が山積みになっていることはありません．
　要は，自分が行うべき仕事を責任もって行っているということです．
　また，予約時間終了の10分前に，治療を終える意識を持たなければ時間通りに次の患者さんを診ることはできません．

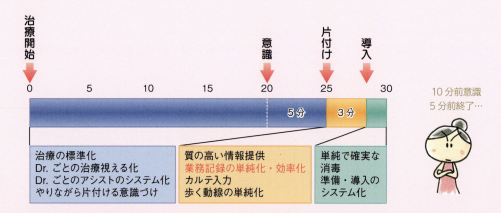

　帰る時間や片付け時間を計測するということは，自分たちの仕事の取り組み方を評価するということです．労働環境の整備は自分たちで確立するしかありません．
　日々継続した努力です．

■自分たちの診療システムに対する成績表

実績	目安	算出方法	数字の意味
片付け時間	減少が基本 受付け対応終了後，10分以内に帰る	受付で計測	○ 組織の時間意識の評価…効率的な動き，裏の実力を示す ○ 日々の診療が，治療予定の通り動いているかを計測するための一手段 ○ 早くても荒い動きでは価値が無い ○ 片付けが早いのではなく，1日の動きが全て時間通りに動かないと，帰りの時間だけが早くなることはない ○ 5Sの確立と共に，効率化と単純化がはかられ，早くなる
帰る時間	経営が安定していて早いが基本	タイムカードで計測	○ 診療を時間通りに動かす力の評価を示す ○ 業務記録等，予約時間内に全てを終わらせるのが基本 ○ ワーク・ライフ・バランスにおける女性集団としての賢い働き方を意識する ※仕事は集中して行い，プライベートは大切にするメリハリをつける ※長時間労働による経営の安定は無い…人が疲弊すると組織として一番コストがかかる人材確保に苦労する

何をカイゼンすべきかを考える

「早く帰れるようにしたいです．でもどうしても帰れないのです」と質問を受けます．

なぜを5回くり返してみましょう． ちょっと考えただけでも20近い原因があるようです．1つずつ解決していくしかありません．

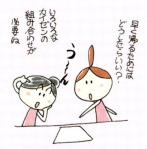

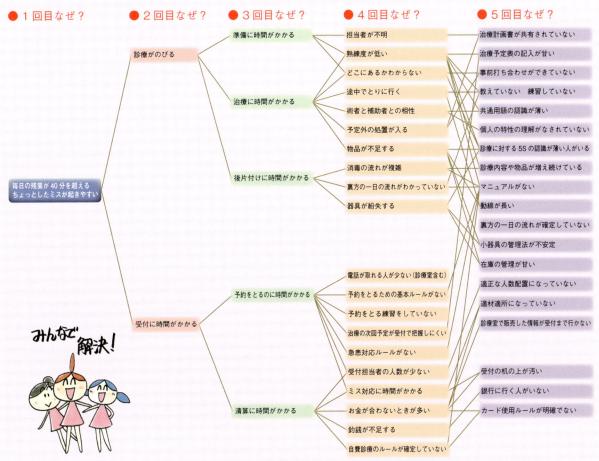

カイゼンをくり返す歯科医院は必ず変わる

日々コツコツと
努力しています
自分たちが
やって来たことの
成果です

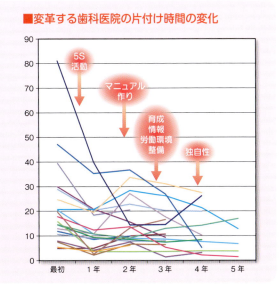

■変革する歯科医院の片付け時間の変化

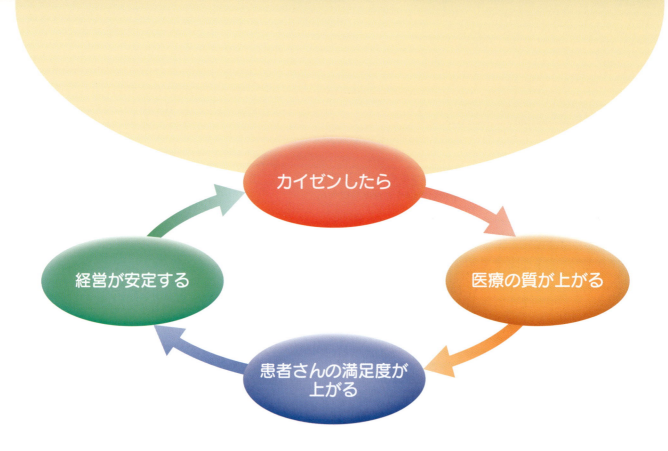

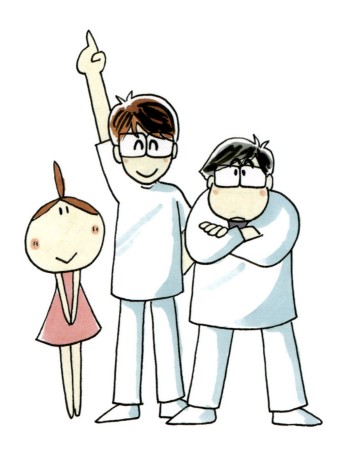

私たちには
どのようなカイゼンが
できるのでしょうか

第3章で
具体的に
考えてみましょう

第3章
混乱からの脱出
担当部署別カイゼン
―カイゼンのポイント―

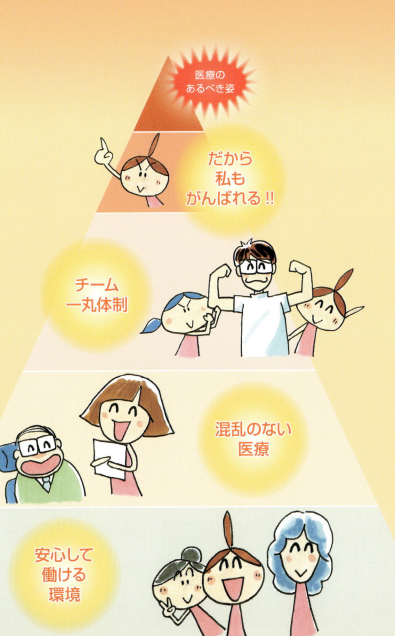

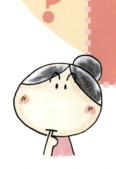
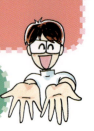

失敗しても黙っていませんか？

トラブルがあるからこそカイゼンできる！

職場でのカイゼンのポイントは3つです．

① 5Sを徹底すること

整理・整頓，清掃，清潔，躾は実践されていますか？
物を少なくして一瞬で取り出せる仕組みにする，清掃は徹底して行い清潔に保つ．
そうすれば，互いに認め合い感謝して尊重しあえる体制になるはずです．

② 新人であっても，迷いなくあせらずできてる仕組みにすること

ベテランはできて当然のことでも，新人にとっては初めてのことばかりです．怖いのは新人があわててしまうこと．途端にミスは発生します．
仕事が単純化され，わかりやすくなっているかは，大変重要なポイントです．

●人の意識とエラーとの関係

レベル	意識	生理的状態	エラー発生率
0	無意識，失神	睡眠	1.0
I	意識ぼけ	疲労，居眠り	0.1以上
II	正常，リラックスした状態	休息時，定例作業時	0.01〜0.000 01
III	正常，明晰な状態	積極活動時	0.000 001以下
IV	興奮状態	あわてているとき，パニック時	0.1以上

（橋本邦衛（1984）：安全人間工学，中央労働災害防止協会，p.94，表11をもとに作成）

③ 思い込みをしないこと

人の思い込みほど怖いものはありません．
ずっと同じことをやっていると正しいと思ってしまいます．時代と共に社会の考え方は変わりますので，勉強し続ける姿勢は大切です．
また人は実際に見えているものでも錯覚します．右図は②が長く見えますが①の方が長いです．
「私は正しい」と思っているときこそ，現状を見直す必要があるのです．

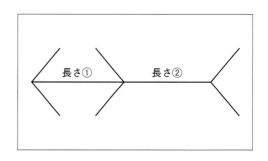

第3章
混乱からの脱出 担当部署別カイゼン
―カイゼンのポイント―

❶受付編
受付を見ればはいしゃさんの姿勢がわかる

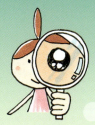

受付は歯科医院の顔
求められるのは癒やしの対応，正確さ
少しのミスで予約が狂いお金が合わなくなってくる
信頼を最も必要とするところ

こうなっていませんか あなたの受付

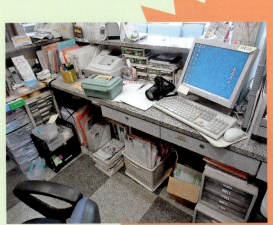

モノが多いと混乱しやすい

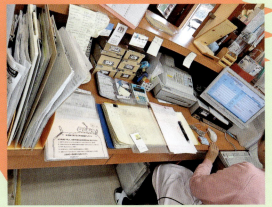

付箋が多いと視野が狭くなる

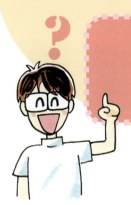

A 予約のミスはありませんか？
ダブルブッキング　予約モレ　変更時ミス

● なにがカイゼンポイントですか？

①	あるべき場所に，モノが配置されていますか？	
②	電話の位置は大丈夫ですか？	
③	受付以外の人でも電話が取れますか？	
④	やるべきことの順番が決まっていますか？	
⑤	担当者の名前が診察券に書かれていますか？	

①-1　あるべき場所にモノの配置がされていますか？【基本編】
―― 鹿児島県鹿児島市　医療法人仁誠会あっぷる歯科医院

モノが多いと情報が分散されて集中力が維持できません．探す，動かす，選択するという追加作業が入るからです．また，イスがあるのに足下にモノがあれば中腰での仕事になります．

目標は銀行の窓口
座って作業，立ってあいさつ！

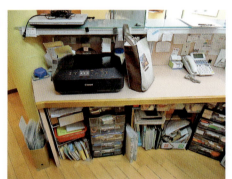

■足下に多量のモノが置いてある

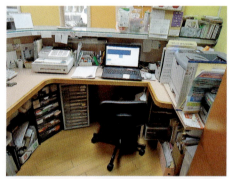

■受付作業をするスペースがない

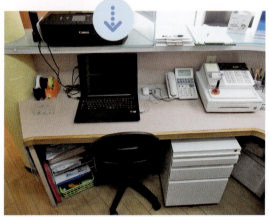

■足下を整理して，一人座れるようにする

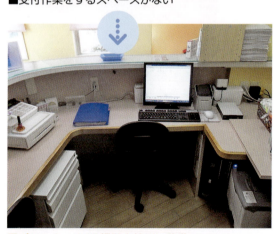

■プリンターやIT機器を机下に移動

1人体制の受付ですが．忙しいときには2人体制で受け付けができる環境になりました．

さらなるカイゼンポイント

【受付には備え付けの引出しがほしいです】
　なかなか工事までは入って頂けないので，できるだけ設計段階でお願いしておく必要があります．

①-2 あるべき場所にモノの配置がされていますか【応用編】
―― 石川県金沢市　医療法人社団ハッピー歯科医院，兵庫県川西市　医療法人社団ふじい歯科

混乱があった受付もきれいに整えられ，ミスがなくなってくるとスタッフからの絶大なる信頼を得ることになるでしょう．

さらにカイゼンとなると，プチ改築も夢ではありません．どこに何を配置するのかを決めていきましょう．

Before

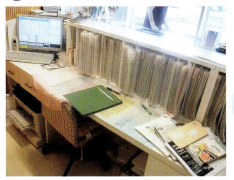

■狭いカウンター内は書類であふれていた

After

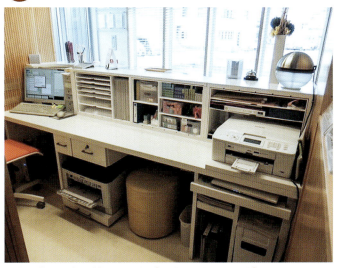

■必要物品は棚に納めることができるようにカイゼン

奥に座る人がメイン．フォローに入る人が丸イスに座る．

丸イスは両手で持ち上げて動かすタイプ．だから，さらなるカイゼンするときはキャスター付きのイスに変わるはず．

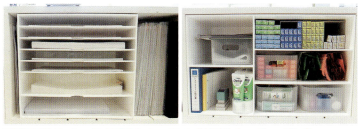

■棚は収納したい物を明確にし，サイズを測りオーダーで作成

受付の机の上で予約簿を広げたときに，**「他の何物にも当たらないで見ることができる」**が合格ラインです．
カウンター内の配置は実際に使っている受付にまかせてカイゼンします．

さらなるカイゼンポイント

【患者さんが増えたら2人座れる体制に変えよう】

受付は来られる患者さんの数によって対応できるスタッフ数が変わります．

●目安

1日来院数	受付人数
40人未満	1人
40〜60人	1.5人
60人以上	2人

Before （1人体制のとき）　**After** （カイゼンして2人体制へ）

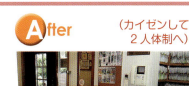
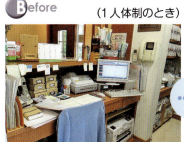
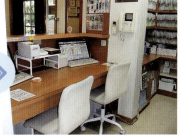

■1人座るだけで精一杯にみえる　　■5Sができていれば2人体制でも可能

② 電話の位置は大丈夫ですか？

―― 山口県玖珂郡　悠デンタルクリニック

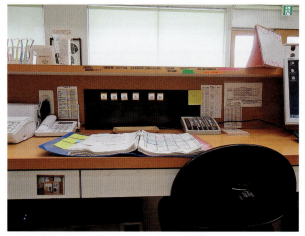

■予約簿は広げた状態で他のモノを配置する

　日ごろ私たちは，左手で電話を取って右手でペンを持っています．

　反対側にあると，受話器を持ち変えるのに**タイムラグ**が生じます．

　ちょっとした焦りがミスに繋がりますので，**電話は左側に固定します．**

　（左ききの受付1名体制のときは反対側でもOKです）

③ 受付以外の人でも電話が取れますか？

―― 東京都世田谷区　医療法人社団健聖会くりはし歯科豪徳寺診療所

はい、くりはし歯科●●でございます	（3回コール以上で「お待たせいたしました」）	
番号	初診	再診
フルネーム		
緊急連絡番号		
本日はいかがなさいましたか？	治療・メンテナンス・その他	
つめものが（外れた・こわれた・ない）　金属・仮歯		
ある場合「虫歯や変形がないようでしたらお付けしますのでお待ちください」		
A) 痛み	あるなら当日	ない
B) 部位	前歯なら当日	
C) 状態	寝られない・食べられないは当日	
※「保険証をお持ちください」		
※新患「カルテを作製いたしますので、お約束のお時間より10分前にいらしてください」		
※「お約束の変更の場合は2日前までにご連絡下さい」		
電話をいったん切る場合の確認		
時　　分　　電話担当		
患者氏名		
いつかけ直すのか？　　分以内　・　時頃　・（　　　）		
電話番号		
要件	治療・メンテナンス・その他	
希望日	月　　日　　時頃	
出来れば代わりに電話してください・自分でします・（　　　）		
業者（　　　）済・折り返しする・かけてもらう・他（　　　）		

■新人も安心　この通りに確認していく

　電話は**3回コール**されたら受付では電話が取れないことを意味します．

　それならば診療室で誰かが電話を取るべきですが，慣れていないので自信がない….

　左図のような**電話シート**を用意すると，すべての人が同じレベルで電話が取れます．聞き落とし無く確実な対応をして，受付に情報を伝えましょう．

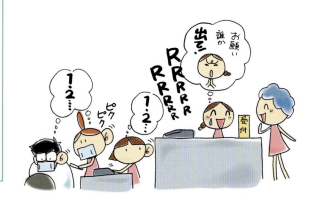

④ やるべきことの順番が決まっていますか？

—— 東京都世田谷区　医療法人社団健聖会くりはし歯科豪徳寺診療所

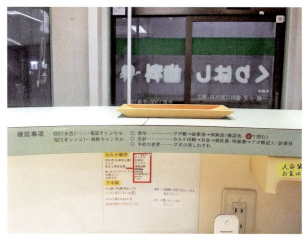
■視野の中にやるべきことを書くと安心

患者さんが来られたとき，会計をして予約をとって帰られるとき，ベテランは自然と行動に移せますが，新人はドキドキしながら対応しています．

だから，視野に入る所にやるべきことを掲示して，指差し確認をしながらでも対応します．

あなたは気づいていましたか？　JRのみどりの窓口に座っている人は，指差し確認しながら対応されています．

さらなるカイゼンポイント

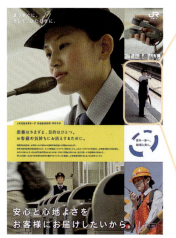
■駅構内に貼ってあるポスター（JR西日本より）

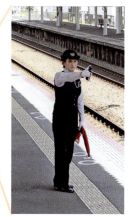
■指差し確認をしているところをプライドを持って主張

【指差し確認を，プライドを持ってやっている会社「JR西日本」】

駅の構内に貼ってあるJRのポスターを見たことがありますか．

時間通りに安心で安全な運行を行っている日本が誇るJRは，何度も何度もこんなポスターを作ってきました．

裏で支える地道な努力を表に出して，組織の仕組みをPRしています．

⑤ 担当者の名前が診察券に書かれていますか？

—— 兵庫県神戸市　佐伯歯科医院

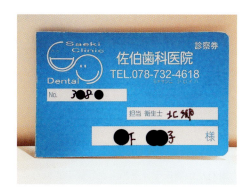
■歯科医師が複数いる場合ならば，それも記入したほうがよい

複数の歯科医師や歯科衛生士がいる歯科医院では，診察券に担当者の名前を入れています．

患者さんが，自分を診てくれる人がわかれば安心されるからです．

「ご予約頂くときに，診察券でご確認頂くこともありますので，捨てずに取っておいてください」とお願いしましょう．

来られない期間があったとしても，「○○歯科衛生士で予約をお願いします」とお電話くださるはずです．

予約のミスもグーンと減ります．

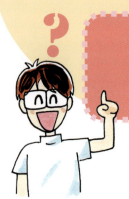

B　お金が合わないことはありませんか？

● なにがカイゼンポイントですか？

①	落ち着いて仕事ができる環境ですか？	
②	頂くお金のトレーと，お釣りのトレーを別にしていますか？	
③	本当にいりますか？　キャッシュレジスター	

①-1　落ち着いて仕事ができる環境ですか？【基本編】

――福岡県北九州市　渡辺歯科医院

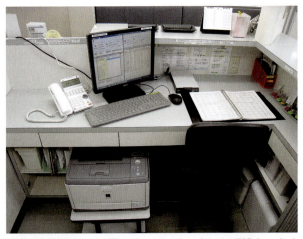

■必要以外なモノは置かずにスッキリとした環境を，まずは作る

座位は銀行窓口がお手本

　お金を扱う受付は，きちんと座って対応するが基本です．

　お金はいろいろなモノがあると，紛れてなくなることがありますから，机の上は必要最少限しか置きません．

　パソコン機器，予約簿，電話などは必要ですがそれ以外のものはできるだけ引出しの中に収めます．

　一点ひとつを原則に，モノを増やさず管理するとスッキリ収納することができるはずです．

●文具の管理

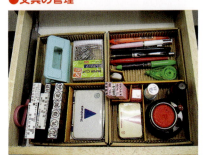

■文具は重ね置きせず，一瞬で取り出せるように配置

●お金の管理

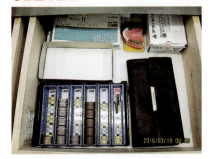

■小銭は，いくらあるかすぐわかるコインボックスを使用

●薬の管理

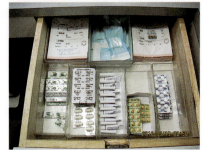

■薬は，カギ付きの引出しで管理

さらなるカイゼンポイント

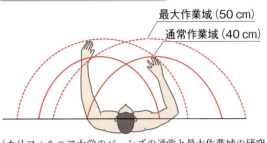

最大作業域（50 cm）
通常作業域（40 cm）

（カリフォルニア大学のバーンズの通常と最大作業域の研究より改変）

【作業は水平面作業域を意識してみましょう】

| 最大作業域 | 目一杯手を広げた範囲 |
| 通常作業域 | 普段の作業が楽な範囲 |

これ以上離れた位置にモノを置くと，歩いて取りに行くという新たな動作が加わります．

①-2　落ち着いて仕事ができる環境ですか？【応用編】

——　兵庫県丹波市　医療法人わく歯科医院，滋賀県野洲市　医療法人社団小林歯科医院

立位はホテルのフロントがお手本

中腰で受付するのは辛いもの．
立って対応するならば，机の高さを変える必要があります．
立つ場合にはホテルをイメージすれば良いでしょう．
わく歯科さんはカイゼンを体験した後に移転して，そのシステムを整えました．

Before

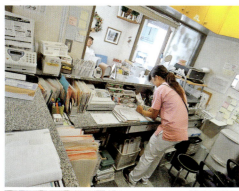
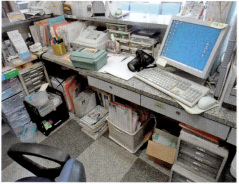

■本当は座って受付をしたかったが座れる状態ではなかった．カイゼンを進めた後に移転

After

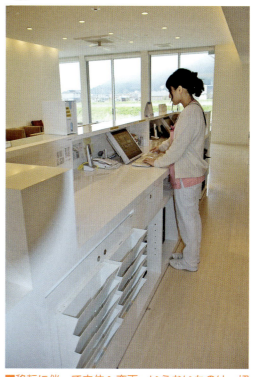

■移転に伴って立位へ変更．いらないものは一切ない

さらなるカイゼンポイント

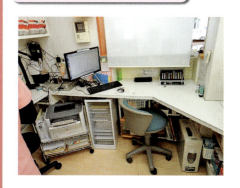

【どの歯科医院においても意外と場所をとっているのが配線コード】

カイゼンを進めても，勝手に動かすことはできないので難易度が高い．
少しの量ならケーブルボックスに入れるが，多量にあるならプチ改築が必要となります．

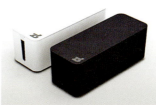

② 頂くお金のトレーとお釣りのトレーを別にしていますか？

―― 兵庫県丹波市　医療法人わく歯科医院

受付はお金を合わせるという大切な数字を担当しています．
受付対応レベルを示しておきましょう．

Aランク	1年に1回程度合わない　金額も1,000円以下
Bランク	6カ月に1回程度合わない
Cランク	毎月合わない

Cランクの場合，人というよりシステムに根本的問題があるといわれています．

まずはお釣りを誤らないように「お預かり」と「お返し」のトレーを用意してお金の流れの混乱を外しましょう．

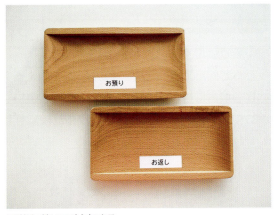
■落ち着いて対応する

③ 本当にいりますか？　キャッシュレジスター

レセプトコンピュータ（レセコン）が入ってお金の出し入れの記録が取れるようになりました．

それなのに，大きなレジスターが受付を占領しています．

「なぜ置くのですか？」と聞くと「お金が合わないときに確認するため」と答えます．

レセコンを見る　→　トレー上でお金を頂く　→　トレーに釣り銭を入れて渡す　の作業を確実に行うだけでミスは減ります．

レジスターいりますか？

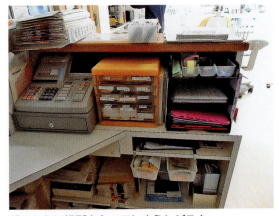
■こんなに場所をとってしまうレジスター

さらなるカイゼンポイント

【何重にも行うチェックは効果なし】

1人でチェックするより複数でチェックした方がエラーはなくなると思いがちですが，実際に有効なのは2重チェックまでです．

それ以上のチェックは状態を悪化します．

1人しかいない受付の場合，1人で指差しで2重チェックをして乗り切りましょう．

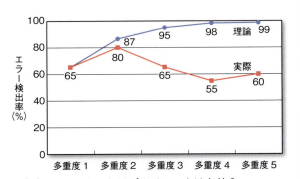
■ダブルチェック，トリプルチェックは有効？
(島倉大輔・田中健次 (2003)：人間による防護の多重化の有効性，品質，Vol.33, No.3, pp.104-112 をもとに中條作成)

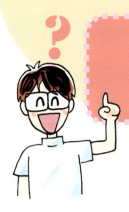
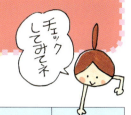

C 保険証を返し忘れていませんか？

● なにがカイゼンポイントですか？

①	付箋が貼ってありませんか？	
②	保険証を置く場所が決まっていますか？	

① 付箋が貼ってありませんか？

―― 兵庫県相生市　利根歯科医院

付箋は短い期間に忘れないようにと目立つ色を使って貼りだしておくものです．
1つであれば目立ちますが，たくさん貼ってあったらどうでしょうか．
預かった保険証が，混乱した色の中で見失っても不思議ではありません．

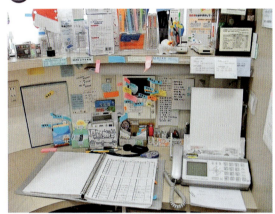
■蛍光色の付箋はそれだけで目がチカチカする

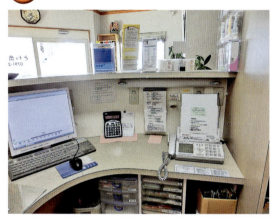
■いらないものがなくなると頭がスッキリする

付箋はルールがない限り，貼った人しかはがせません．
したがって，どんどん増えていってしまいます．いろいろな場所に貼らないが基本です．

② 保険証を置く場所が決まっていますか？

―― 山口県玖珂郡　悠デンタルクリニック

保険証は，確認したらすぐにお返しするが基本です．

渡しそびれてしまったら，診察券と一緒にクリップでとめましょう．

どちらもカルテに挟むのだけは禁忌です．

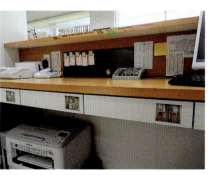
■カウンター面を利用

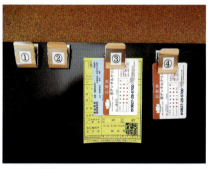
■本日保険証をもってこられてこちらでお返しできていないのは③番ユニットで治療を受けられている患者さんだと誰もがわかる

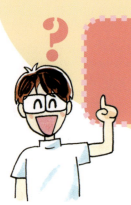

D カルテの準備に時間がかかりませんか？

● なにがカイゼンポイントですか？

①	カルテがスムーズに取り出せますか？	
②	カルテが番号順に並んでいますか？	
③	カルテの移動はスムーズですか？	

① カルテがスムーズに取り出せますか？

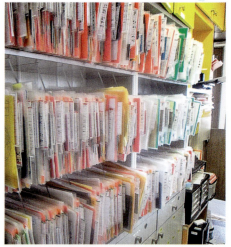

カルテの準備は結構時間がかかります

　カルテが，カルテ棚の元の位置に簡単に戻せると思っていませんか？ カルテは日々増え続け，患者さんの情報もどんどん増え続けています．

　だから，カルテはある日突然棚に入らなくなり，その日以降はガタガタ状態です．

　ファイルの中を整理する必要があります．

法律に従いカルテファイル内を整理しよう

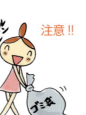

注意!!

　まずはカルテの厚みを薄くしましょう．

　とは言っても，個人情報が入った重要書類です．法律に定められた期間は処分できません．

■きれいに奥まで入らない状態

書類名	保存	根拠条文
カルテ	5年間	歯科医師法　第23条
療養の担当に関する帳簿，書類その他の記録	3年間	保険医療機関及び保健医療担当規則第9条
病院日誌・各科診療日誌	2年間	医療法　第21条
手術記録		
検査所見記録		
エックス線写真		
入院患者・外来患者の数を明らかにする帳簿	2年間	医療法　第21条
エックス線装置の測定結果記録	5年間	医療法施行規則第30条の21
放射線障害が発生するおそれのある場所の測定結果記録	5年間	医療法施行規則第30条の22
エックス線装置等の使用時間に関する帳簿	2年間	医療法施行規則第30条の23
助産録	5年間	保健師・助産師・看護師法第42条
救急救命処置録	5年間	救急救命士法第46条
歯科技工指示書	2年間	歯科技工士法第18条
歯科衛生士の記録	3年間	歯科衛生士法施行規則第18条
調剤済み処方箋	3年間	保険薬局及び保険薬剤師療養担当規則第5条
調剤録	3年間	保険薬局及び保険薬剤師療養担当規則第10条

書類名	保存	根拠条文
定款	永久	法令では定められていませんが，永久保存が望ましいと思われます．
登記関係書類		
訴訟関係書類		
特許など知的所有権に関する書類		
社則　社報　社内報		
重要な人事に関する書類		
労働組合との協定書		
商業帳簿（金融帳簿・貸借対照表）	10年	医療法第51条第1項
契約書・売掛帳・領収書など	7年	法人税法第59条，所得税法第63条
（営業に関する重要書類）	3年	労働基準法第109条
給与所得者の扶養控除等申告書	7年	
源泉徴収簿	7年	国税通則法第70条3項
健康診断個人票	5年	労働安全衛生規則第51条
従業員の身元保証書，誓約書	5年	身元保証ニ関スル法律第1条第2条
安全委員会議事録，衛生委員会議事録	3年	労働安全衛生規則第23条
雇用保険の被保険者に関する書類	4年	雇用保険施行規則第143条
タイムカード，残業報告書など	3年	労働基準法第109条
労災保険に関する書類	3年	労働者災害補償保険法施行規則第51条
労働保険の徴収・納付等の関係書類	3年	労働保険の保険料の徴収等に関する法律施行規則第72条
健康保険に関する書類	2年	健康保険法施行規則第34条
厚生年金保険に関する書類	2年	厚生年金保険法施行規則第28条
雇用保険に関する書類	2年	雇用保険法施行規則第143条

さらなるカイゼンポイント

【書類はシュレッダーにかけない】

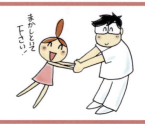

　シュレッダーは，操作するのにすごく時間がかかります．

　近頃は，宅急便の会社，廃棄処分業者が重要書類の破棄を扱ってくれます．ダンボール1箱で2,000円かかりません．

　担当者を決めてどんどん処分をすすめてもらいましょう．

② カルテが番号順に並んでいますか？

――大阪府枚方市　おきむら歯科

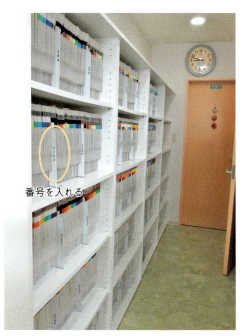

■カルテは0から順次並べるが基本．下2ケタでそろえるところがあるが，すぐにカルテ棚に入らなくなる．

番号を入れる

　カルテは場所をとります．だから，並べたときには壁のように平らに並んでいるが基本です．

　カルテ棚は購入時に間仕切りがついていますが，厚みがあって使いづらい．カルテの厚みによって場所は変わるのに間仕切りの移動が難しい．

　だから，カルテと一緒に移動できるブックエンドがちょうど良いようです．

　新人は色別ファイルの色を覚えることさえ一苦労．

　だから，ブックエンドに番号を入れて，さらなる視える化をしておきましょう．

さらなるカイゼンポイント

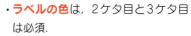

【ファイル購入時の選別ポイント】
- 使いやすいカルテファイルは **A4のシングル**
  → 広げる必要なし．薄いので収納しやすい．
- **ラベルの色**は，2ケタ目と3ケタ目は必須．
  → それ以上はあってもあまり必要としない．

大切　さらなるカイゼンポイント

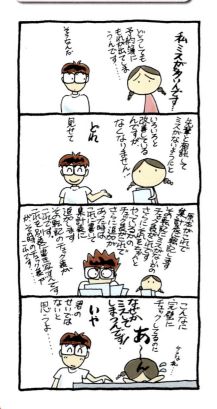

【現場のカイゼンは基本担当者が行う】

　ものすごく複雑な仕組みになってしまい，そのためにミスが出てくる歯科医院があります．

　院長の「……すればいいんじゃない」
　チーフの「あなた～～なんだから～～しなきゃ」
　先輩の「これぐらい～～して当然よ」

　やることをどんどん増やして，ますます難易度を上げています．**現場にいないアナタのアドバイスはピント外れも多いのです**．

　現場のことは現場にまかせる．

　あなたがやりやすい方法でカイゼンしてみてくれる？

　この一言が一番現場を救います．

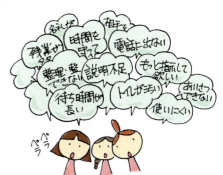

③ カルテの移動はスムーズですか？

―― 兵庫県丹波市　医療法人わく歯科医院

カルテは紙とプラスチックファイルやフィルムですから重いです．
1日分となると手で持ち運ぶのは難しい．
だからキャスターを使いましょう．
受付は時間別担当者別に分けて前日の昼までに準備してくれます．
だから，

前日の昼には，翌日患者さんの打ち合わせをしよう!!

（詳細はp24へ）

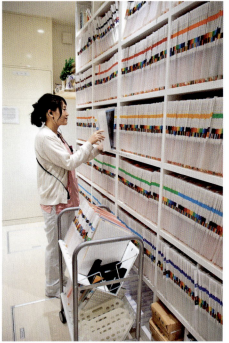

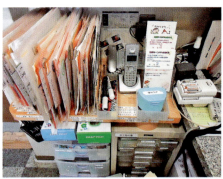

■カルテ管理がなされていないと探すのに一苦労

■キャスターを使うと疲れ方が違う

驚き
● 協力すればこんなこともできる

―― 鹿児島県鹿児島市　医療法人仁誠会あっぷる歯科医院

Before

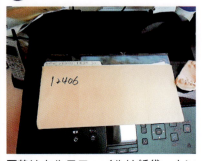

■昔はカルテファイルは紙袋，ナンバーは表に書いてカルテは折って入れていた．探すのも一苦労

Before

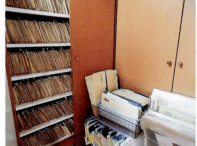

■袋管理で受付の作業量は2倍．新人が続かないのがつらい

【ベテランしかできなかった受付を新人でもできるようにする!!】

　5年以上来院されていない患者さんのカルテを処分して，一気にプラスチックカルテファイルに入れなおしました．
　なんとその期間は4カ月．
　やればできる!!　スバラシイです．

After

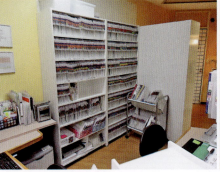
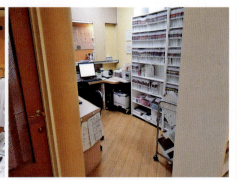

■一気にカルテカイゼンを行った．見えて良しということで戸棚を外した

E 薬を出し忘れることはありませんか？

—— 滋賀県東近江市　井田歯科東診療所，山口県玖珂郡　悠デンタルクリニック，兵庫県相生市　利根歯科医院

● **なにがカイゼンポイントですか？**

| 診療室で話された内容が受付に伝達できるシステムですか？ |

カルテさえ記入してあれば，まず受付で薬を出し忘れることはありません．

要は，診療中のちょっとした会話です．

「痛みが出そうだからお薬出しておきましょうか」

「お願いします」

そのタイミングでチェックが入れば大丈夫．カルテ入力するまでの間，忘れないための工夫です．

● **ちょっとした工夫のいろいろ**

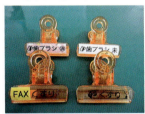
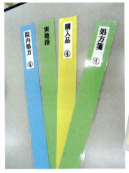
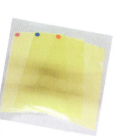

■合図を付けたクリップをカルテに付ける　　■カルテファイルにすぐに差し込む　　■カルテを色付きファイルにすぐに挟む

F 急患の対応に困りませんか？

● **なにがカイゼンポイントですか？**

| 急患の定義を決めていますか？ |

予約に余裕があるならば，来られた患者さんは全て診てさしあげられるかもしれませんが，予約をとって頂いて，改めて来て頂く場合もあるでしょう．

どうしてもその日に診るべき患者は「**こういう人**」だと決めて明記しておくと混乱しません．

● **急患の定義**

① 痛みがある
　 熱がある
　 夜寝られない
　 食事がとれない
② 前歯など審美でトラブルがある
③ 外傷

G 患者さんの忘れ物はどうしたらいいですか？

—— 福岡県北九州市　渡辺歯科医院

傘などの忘れ物は，日付を書いたカードを付けて **1カ月保管** します．

待合室に「忘れ物につきましては，1カ月間当院でお預かりしています．お声がけください」と掲示しておくと，処分しやすくなります．

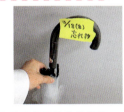

H 患者さんからの頂きものどうしてますか？

食べ物を頂いたときには，責任者（院長，チーフ，担当者，受付）等にスピーディーに伝達して，皆さんから**感謝の言葉**が出るようにしましょう．

手作りの装飾品を頂いた場合には，お礼を述べた後に，コーナーを作ってお披露目します．

いろいろな方から頂くと増えますので，**一定期間後**に（例：3カ月）ご本人に「皆さんに喜んでいただけました」と**お返しするか，処分**させていただきます．

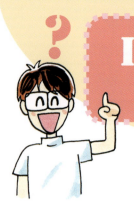

I どのユニットで誰が何をしているのかがわかりますか？

● なにがカイゼンポイントですか？

> どのユニットに患者さんが入って誰が補助者でついているのを視える化していますか？

患者さんが来られたことを受付から診療室へスムーズに情報伝達したければ、予約簿に次の情報が書かれている必要があります．

受付が把握する診療室の動き

——兵庫県神戸市　佐伯歯科医院

予約簿に書かれた1日の計画をスムーズに実践するために，受付と診察室とは情報を一本化する必要があります．

1) 患者さんが来院
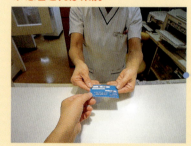
■診察券を受け取る

2) 診察券を預かる
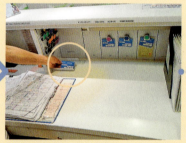
■診察券置き場に置く

3) 担当者の選別
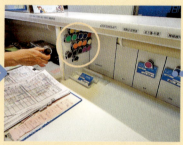
■予約簿で担当になっている人のマグネットを取る

12) 患者さんをご案内
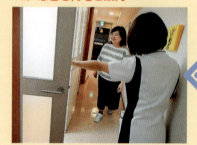
■患者さんをユニットへ誘導する

11) 患者さんを迎えに行く
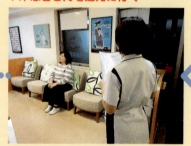
■待合室へ行き，患者さんをお呼びする

10) ユニットでの準備
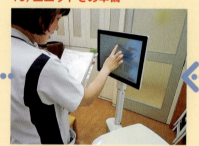
■誘導するユニットへ行き，パノラマ画像を出す

予約簿記入のポイント

| どの | 歯科医師／歯科衛生士 | が， | どの | ユニット | で， | 誰が補助 | で， | 何の治療 | を行っているかです |

起こりがち

ヒヤリハットからカイゼンしたこと

① 前の患者さんのデータを消し忘れる
　→ 誘導前にパノラマ画像の表示を行おう．
② 患者名の呼び間違いがある
　→ カルテを見ながらフルネームでお声掛けをしよう．

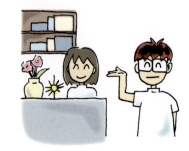

大切

基本は予約簿

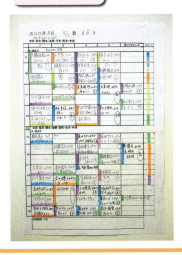

全てのスタッフがどのように動いているのか予約簿に記入しよう

　この予約簿では，1日を通して全てのスタッフがどのように動いているのかを見ることができます．スタッフは，それぞれの色を持っていて，その色を患者担当別に書き込んでいるからです．

横棒の色 は，院長に補助としてついている印です．

縦棒の色 は，歯科衛生士が担当患者さんについている印です

枠外に色がついている人はフリーで動ける人です．
この色によって，全ての人が予定通りに動きます．

---

4) 診療室へ患者来院を知らせる

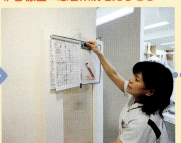

■受付を出て，診療室のホワイトボードにマグネットを貼る

5) 診療室の担当者が来院を確認

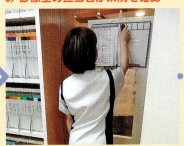

■診療室にいる担当者がマグネットを外す

6) 受付へ移動

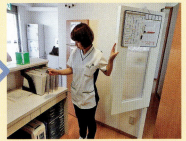

■マグネットを持って，受付に移動する

9) 患者さんのカルテ選択

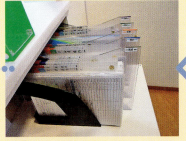

■患者さんのカルテを取る（カルテは担当者別に分類してある）

8) 担当者がユニットを選別

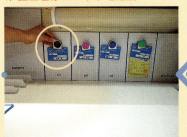

■誘導するユニット番号枠に付ける

7) 担当者が受付でクリップの作業

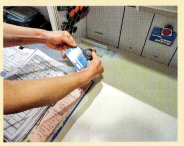

■マグネットに診察券を挟む

治療が終わったときの対応

あとは受付で
会計お願いします

ナルホド

13) 診療終了後のカルテ返却

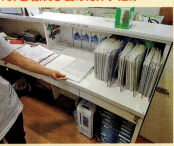

■終わった患者さんのカルテを受付に持ってくる

14) 会計へのお願い

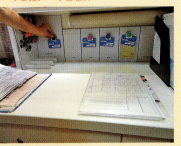

■診察券を挟んだマグネットを会計待ちへ移動する

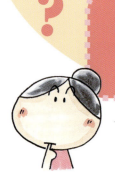

J どこに何を置きますか？ ルール

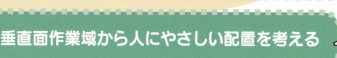

垂直面作業域から人にやさしい配置を考える

近頃の中学校の教科書は，学習指導要綱の改正によって，人間工学の考え方が取り入れられています．今までだったら，まず建物があり，その中に住む生活の技術を教えることに重点を置いていたものが，人間を中心として捉える考え方に変わってきているようです．

人間工学とは「人間の作業能力と限界を知って，仕事を解剖・生理・心理学的な諸特性に適合させていく科学です．

そこまで深く勉強しなくとも，難しくない，疲れない，混乱しない配置が学問によって考えることが可能ならば，納得しながら仕事を進めることができるかもしれません．組織の中においては，置き場所一つ変えることさえ難しいことなのです．根拠となるモノがあるならば，どんどん応用してみましょう．

●立体作業域（バーンズ）

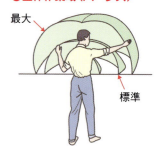

作業域を意識しよう

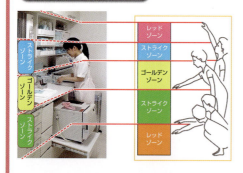

ゴールデンゾーン	背筋が伸びて手が楽に届く範囲
ストライクゾーン	軽く前屈姿勢もしくは，肩より高い所に手が届く範囲
レッドゾーン	かがんだ姿勢もしくは，背伸びをしても届きにくい領域

写真は「ゴールデンゾーン」で作業をし，その作業に必要とするモノが「ストライクゾーン」に収められている様子です．このような作業環境を意識して作ると，体への負担は軽減されてくるでしょう．

大きくモノの置き場所を変える場合は，ゾーンごとの区切りにテープを貼り，適切な空間に物品を配置して，順次固定させていくと良いでしょう．

作業しやすく配置した歯科用機器・器材

作業域を考えて，各場所のモノの置き場所を決めていこう．

		診療室	技工室	消毒室	受付（座位）	在庫コーナー	その他（スタッフルーム等）
手を伸ばして届く範囲	レッドゾーン		・保管用 書類 ・保管用 模型（長期）		・保管用書類	・保管用書類	
肩より高い範囲（125cm）	ストライクゾーン	・基本セット ・コップ・エプロン	・保管用 模型（短期） ・発注，納品模型・印象用トレー ・真空練和機・印象材，石膏 ・ラバーボール・スパチュラ	・滅菌バッグ ・グローブ ・マスク	・カルテ ・販売物品	・エプロン ・マスク・グローブ ・コップ	・ホワイトボード ・本棚 ・マニュアル
立位で手が届く範囲（85cm）	ゴールデンゾーン	・作業スペース ・ワッテ缶 ・インスツルメント類 ・パソコン機器	・作業スペース ・印象練和器・トリーマー ・バイブレーター・書類 ・印象物保湿箱・計測器	・作業スペース ・超音波洗浄器・消毒槽 ・ハンドピース洗浄器 ・滅菌機器	・作業スペース ・カルテ・パソコン ・書類・電話 ・予約簿・販売物品	・消耗品 ・予防用品 ・セメント類 ・レジン類	・本棚・書籍 ・パソコン ・医療法関連書類
軽く前屈して届く範囲	ストライクゾーン	・基本セット ・コップ・エプロン ・レジン類・セメント類 ・バー類・ファイル類 ・ハンドピース類	・印象用トレー	・滅菌バッグ ・補充用在庫	・文房具・薬 ・金銭・コピー機 ・ワゴン・書類	・滅菌バッグ ・インスツルメント類 ・バー，リーマー類	
かがんで取る範囲	レッドゾーン		・在庫（石膏，印象材） ・薬剤	・ゴミ箱 ・消毒薬 ・廃棄物容器		・重いモノ，大きなモノ ・薬剤	

（小原二郎著：新版暮らしの中の人間工学 2011 より藤田作成 (2016)）

第3章
混乱からの脱出 担当部署別カイゼン
―カイゼンのポイント―

❷診療編
互いに信頼して協力しているからこそ，良き医療が提供できる

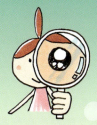

歯科医療サービスにおける
診療とは
それぞれの職種が良き志を持って
協働すること

**こうなっていませんか
あなたの診療室**

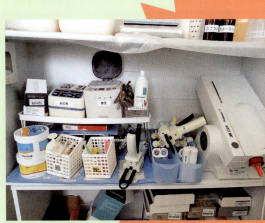

大丈夫ですかその置き方
所狭しと置いている診療機器

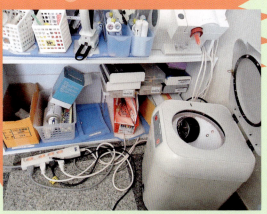

大丈夫ですかその置き方
危ないですよそのコード

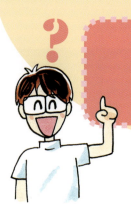

A 予約制で診療がスムーズに進んでいますか？

● なにがカイゼンポイントですか？

①	治療計画・予定表がありますか？	
②	瞬時に情報が取り出せますか？	
③	前日に打ち合わせをしていますか？	
④	診療は何分すぎたらヒヤリハットですか？	

「組織は戦略に従う」とチャンドラーは言っています．組織は計画をたてれば，その通りに動くという意味です．その考え方から言うと，「チーム医療」は「予約簿と治療計画・予定表」に従う，です．

誰が見てもわかる「診療の視える化」を行いましょう．

① 治療計画・予定表がありますか？

記入の方法はPOS（問題思考システム）が基本です．その考え方から，SOAPで記入していきましょう．
新人であろうとも，直接の担当者でなくても，瞬時に分かるシートにします．
カルテファイルの一番上に置きましょう．

●治療計画と治療予定例

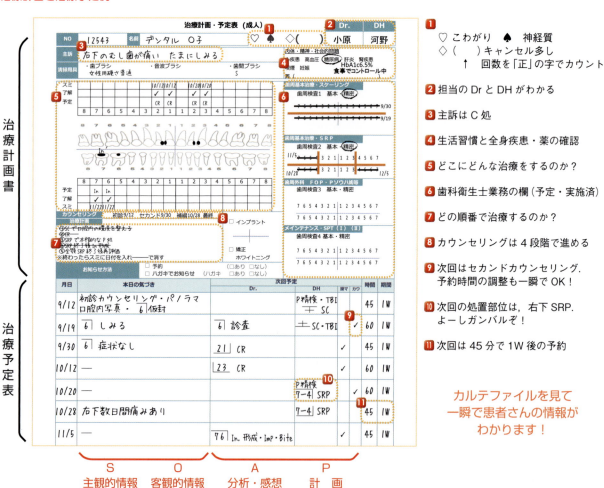

② 瞬時に情報を取り出せますか？

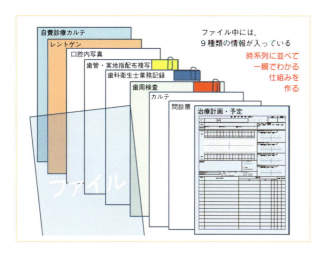

カルテファイルの一番上は，治療計画・予定表です．

この1枚で患者さんの最新情報が全て集約されています．しかし，詳しい情報は，その後に続く資料です．

ファイルの中には9種類の情報が入っています． その情報に順番をつけて瞬時に取り出せるようにしてみましょう．

ポイントは，

① 歯科衛生士業務には付箋をつけます．

　付箋はのり付けを最終ページにして，手前に折ってクリップでとめます．

② カルテ以外は，最新情報は一番前です．

　これだけで，ずいぶん楽になるはずです．

さらなるカイゼンポイント

このファイルからピンポイントで情報を出し，**説明できる合格ラインは5秒です．**

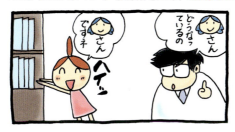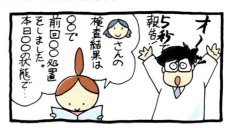

さらなるカイゼンポイント

【時間に敏感になろう！】

――兵庫県神戸市　佐伯歯科医院

患者さんにゆっくりくつろいで頂くために，時計は置かないと言われる歯科医院があります．

インテリアに合わないからと，壁に時計をつけない歯科医院があります．

感染対策のために，診療中に腕時計をつけなくなった今，いったい何で時間を確認するのでしょうか．

パソコン画面の端にあるから…，予約画面の端についているから，と言っている間は，時間通りに診療を進めようとは意識されていません．

時計をつけるとなったら**意識せずとも視野に入る位置に設置しましょう．**

時計はデジタルでなくアナログを使います．

頭の中で計算しないで，瞬時に時をイメージするためです．

● 受付・待合室の時計　　　　● 技工室の時計　　　　● 診療室の時計

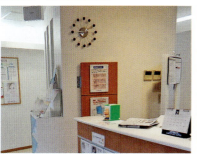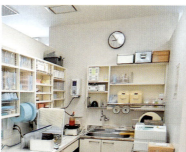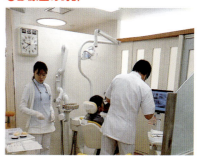

■患者さんから見える所はおしゃれな時計　　■技工室は防水時計　　■診療室は見えやすい時計

③ 前日に打ち合わせをしていますか？

受付は，前日の午前中に翌日のカルテを時間別・担当者別に用意してくれています．
だから明日の打ち合わせは昼にはできます．カルテに目を通そう!!

**前日の昼の打ち合わせは
カルテを見て明日の自分が何をすべきか考える**

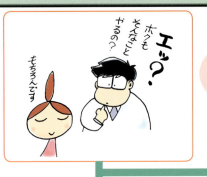

先生，
治療計画・予定表の書き込み
チェックお願いします

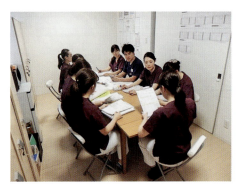

明日の担当患者のカルテを見て打ち合わせ

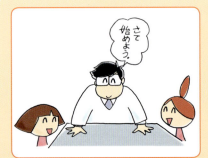
■打ち合わせは真面目に会議形式もあるけれど…

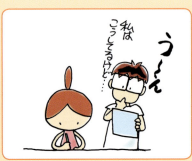
■立ち話もありだし

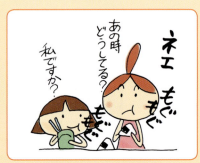
■ごはん食べながらでも大丈夫

それさえしっかりしておけば← →やらなかったらやっぱりネ

**朝礼の打ち合わせは
連携を考える**

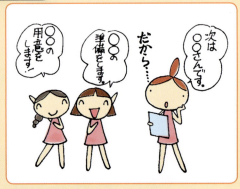
■朝礼での打ち合わせが具体的

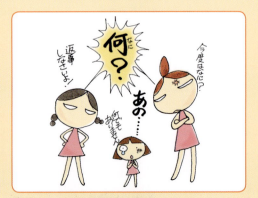
■うまくいかない朝礼もあり

良き医療が提供できる　　　残念な結果が起こりがち

この打ち合わせをするためには，受付の協力なしには実現しない．
準備してあるカルテを見たら，**感謝の言葉**を忘れずに！

> 確かに

打ち合わせなしに当日の診療を迎えたら，こんな感じになっていませんか？

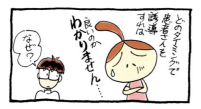
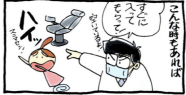
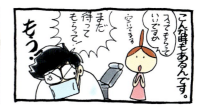

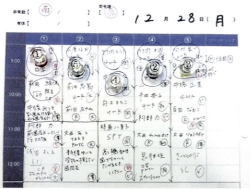

■打ち合わせ通り診療は進む どのユニットに誰が入っているかマグネットで示している
──石川県金沢市 医療法人社団ハッピー歯科医院

【打ち合わせしたら権限委譲してください】

全てのスタッフはプロ意識を持って動いています．

ルールがあって事前確認していれば，そのまま動いてくれるはずです．

先生やベテランのその指示が，現場の混乱を招いているのかもしれません．

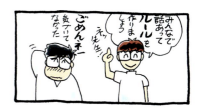

④ 診療は何分過ぎたらヒヤリハットですか？

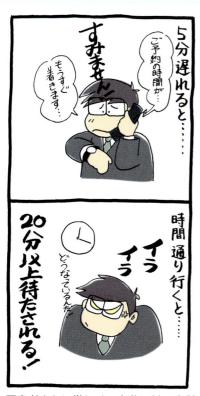

■患者さんに厳しく，自分に甘い歯科医院ありませんか？

予約制の意味ってなんですか？

予約通りに診療が進んでいますか．

もしも日々診療がズレていくならば，治療予定表に書かれた診療時間が実態に則していません．正しい数字に書き換えましょう

予定時間より20分以上かかった診療は，ヒヤリハットに記入します．

どの治療がどのような理由で延びてしまったかを明確にして，対応策を練っていきます．具体的なカイゼン案はどんどん出てくるはずです．チーム一丸で取り組むと，20分以上の延長になる診療は少しずつなくなります．

現在，5分延長でもヒヤリハットに出てくる歯科医院があるほどです．

> **ポイント** 時間通りの診療は
> 診療の10分前の意識 5分前終了が基本です

（詳細はp32へ）

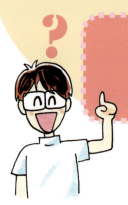
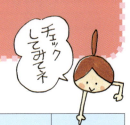

B モノの配置は大丈夫ですか？

● なにがカイゼンポイントですか？

①	動線が最短になっていますか？	
②	器具・器材が取りやすいですか？	
③	キャビネットの中が統一されていますか？	

① 動線が最短になっていますか？

——広島県安芸郡　医療法人誠和会クボ歯科クリニック

動線が長いと体力を使うので疲れます．疲れるとイライラしたり，ちょっとのことで落ち込んだりと，意外にダメージを受けています．

さて，この診療室，ユニットが置いている部屋ではなく，廊下側に棚の扉がついています．用意しながら部屋に入るという構想でしたが，いささか無理があるようです．

どう考えても，診療室の中でモノが取れる方が楽そうです．大工さんに棚の裏面を外してもらいました．

Before

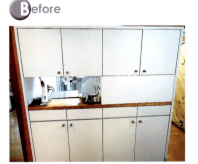
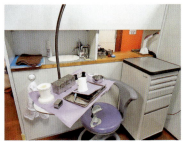

■消毒ルームに向いた廊下に扉が付いていた　　■診療室からは扉の裏面が見えている

After

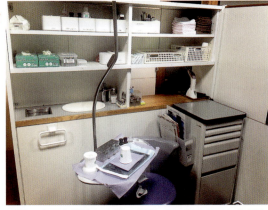

■棚の裏面を撤去しても，美しく整頓されていなければ落ち着いた診療はできません．いつもスッキリとされています

驚き　動線の長さを時間に計算してみましょう

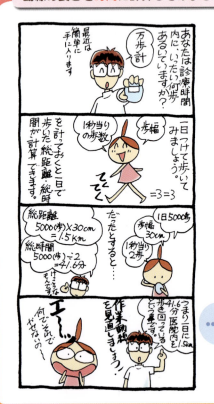

動線の長さをお金に計算してみましょう

あなたの時給が1,000円ならば…
1日41.6分 × 1カ月勤務（21日） ＝ 873.6分
873.6分 ÷ 60分 ＝ 14時間56分 ≒ **15時間／月**
1月動いている時間に **15,000円** かかっています．
年にするとあなたの歩く時間に18万円かかっています．

だから，動線を短くすることで，体力，気力，お金に余裕が出てくるはずです．あなたの歯科医院にスタッフ何人いますか？

② 器具・器材が取りやすいですか？

——兵庫県丹波市　医療法人わく歯科医院

見える収納で器具・器材を管理するときには，統一感のあるカゴを利用します．
新人にでも取り出しができるように，棚にラベル，カゴに名称，ときには写真と，工夫を重ねて対応します．
高い位置の配置のときは，とって付きのカゴが便利です．

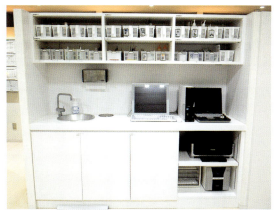
■診療室から取り出しやすいが基本

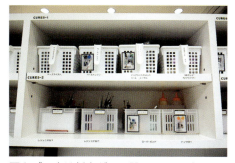
■カゴの中は新人がいる間はラベルだけでなく写真で示す

驚き　納得いくまでカイゼンしよう
移転後，使い勝手がいいようにさらなる一工夫

——兵庫県丹波市　医療法人わく歯科医院

Before
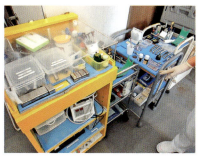

移転する段階で取り組んだのが，ワゴン対策．

移転前のワゴンは大きさ，高さがバラバラです．型枠を抜いて，同じ場所に戻す工夫をしていたけれど，どうもスッキリしていません．

移転後は，ワゴンを統一して，収納したら壁と一体化するように側面板が入っているものになりました．

形と色を揃えるだけで，スッキリ感はアップします．

しかし，それだけでは納得しません．ワゴンの収め方が人によって違うのです．その対策が練られました．

After
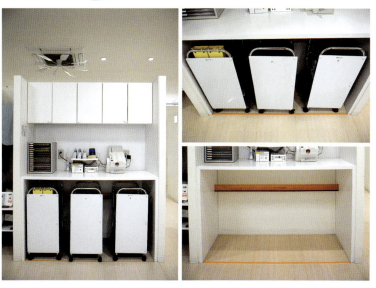

ホームセンターに行って，2つの買い物をしました．

1つは「黄色のテープ」．手前に黄色ラインを入れることで，ワゴンは線に合わせて入るようになりました．

もう1つは「板」．奥まで入れるのにストッパーの役割をしています．全員体制でいつでも美しく機能的な収納ができています．

③ キャビネットの中が統一されていますか？

——山口県玖珂郡　悠デンタルクリニック

　各ユニットに配置されているキャビネットの中は，いつも「同じもの」が「同じ位置」に「同じ数」戻ってくるが基本です．

　工夫している点は3つ．
① 扉に写真を貼ってその通りに入れる（新人がいる時のみ）
② キャビネットの色を決める（黄色キャビネットは黄色テープを貼る）
③ 最低の量にとどめる（左手で引き出し，右手で取るが基本）

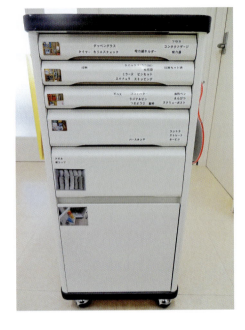
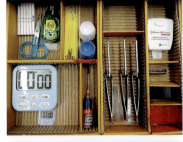
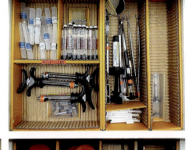
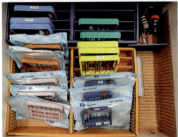
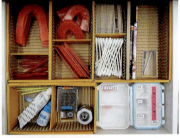
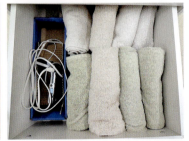

　プライドを持って動きますので，少しでも違う所に入れると「モー，ドウシテ！」となります．
全ての人が同じ行動で動きます．

さらなるカイゼンポイント

——石川県金沢市　医療法人社団ハッピー歯科医院

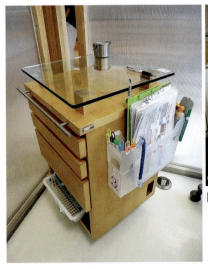
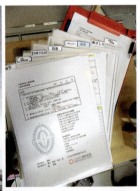

■患者さんにすぐに出せるようにと準備している書類は結構多い

【各ユニットに用意する書類を整える】

　紙の管理は難しい．多くを用意した場合，紙は傷んで見苦しい．

　だから，担当者が朝に，今日使用する枚数が確実にあるかをチェックする．

　「みんなでやろう!!」じゃ甘くなる．

　このユニットの担当者は？　の質問に答えられる仕組みにする！

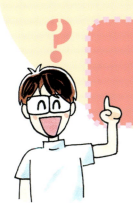

C 患者さんと健康について語り合っていますか？

● なにがカイゼンポイントですか？

①	語り合う必要性を感じていますか？	
②	落ち着いた環境で患者さんと話をしていますか？	

　患者さんとの語り合いは，時間と場所をきっちりとって計画的に進めないと，「聞き取りができていない」「説明が足りない」「今さら…」などのトラブルを生じます．

　大切な時間だからこそ，4つのカウンセリングを重要と考えています．

① 語り合う必要性を感じていますか？

　日々の診療の中で患者さんとじっくり話をしようとしたら，予約をする段階で予定を入れておく必要があります．下記の診療の流れは，歯科医院によって微妙に違います．だからきちんと流れ図を明記して，担当者が準備して，責任を持ったカウンセリングに臨みましょう．

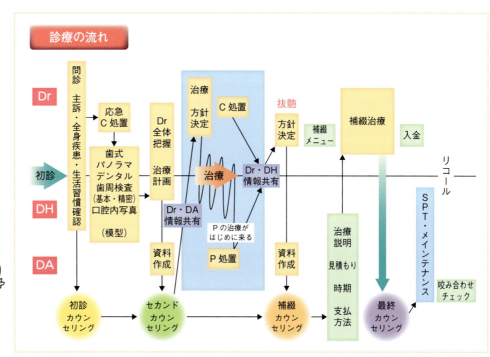

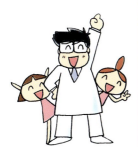

カウンセリングの種類

	初診カウンセリング	セカンドカウンセリング	補綴カウンセリング	最終カウンセリング
ポイント	・主訴を聞く ・患者さんの価値観を確認する ・理念・医院方針	・資料を基に現状説明 ・治療計画の提案 ・方向性の確認	・根拠に基づく補綴の提案 ・価値観による補綴の提案 ・補綴の最終決定	・メインテナンス ・SPT （Ⅰ）（Ⅱ）
内容	・傾聴 ・人の価値観 （機能性・審美性・耐久性・安全性） ＋金額・期間・時間 ・キャンセル前日連絡のお願い	・歯式 ・レントゲン ・歯周病検査 ・口腔内写真 ・その他の資料 　→総合的に説明	・利点，欠点の再確認 ・最善を尽くす提示 ・調整 ・書面での契約	・継続した健康維持管理 ・一生のお付き合いを大切にする

61

② 落ち着いた環境で患者さんと話をしていますか？（カウンセリングルーム）

——神奈川県逗子市　マリモ歯科・矯正

カウンセリングのために一部屋を用意できるということは，幸せなことです．

患者さんもリラックスされますし，医療側も資料をお見せしながら，じっくりと説明することができます．

お部屋の雰囲気づくりを工夫してみましょう．

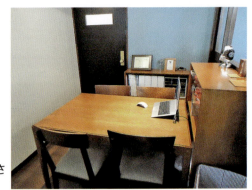

■落ち着いた部屋があれば，患者さんは納得されるまで話を聞かれる

本当にお伝えすべき情報に集中して頂ける部屋にする

——大阪府豊中市　松林歯科

本棚の中味が見えていたのでカーテンを付けました．

テーブルもシンプルなものに変えました．これだけでスッキリ感が違います．

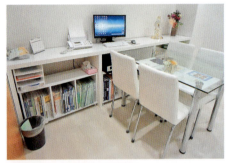

■事務所で話を聞く雰囲気

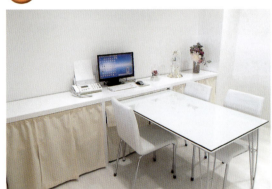

■いらないモノが目に入らないので集中できる

カウンセリングの部屋がなくともコーナーを作る　～初診カウンセリングならできる～

——石川県金沢市　医療法人社団ハッピー歯科医院

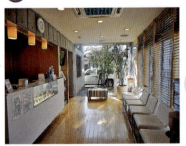

■もともと落ち着いた待合室

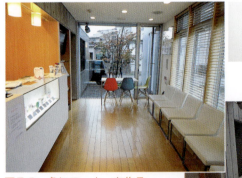

■その一角にコーナーを作る

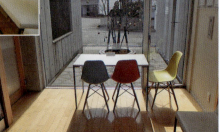

診療室で語り合ってもいいけれども，時にはオープンな所で，歯科医院の方針や自分たちの熱き思いをご説明してもいいかもしれない．

第3章
混乱からの脱出 担当部署別カイゼン
―カイゼンのポイント―

❸消毒編
安心・安全の基本
医療提供のための環境整備

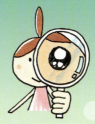

医療の本質が現れる
消毒ルーム
裏の裏まで整備する
そんな姿勢を示す場所

**こうなっていませんか
あなたの消毒ルーム**

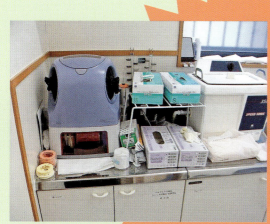

所狭しとモノを置くと清潔な空間がなくなる

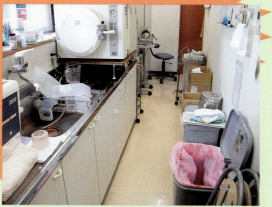

消毒室が倉庫化すると人の動きが止まる

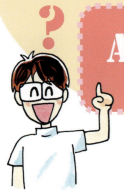

A 消毒に時間がかかっていませんか？
―消毒の質を上げて効率化に臨もう―

● なにがカイゼンポイントですか？

①	誰かがやってくれると思っていませんか？	
②	バックヤードの1日の流れを把握していますか？	
③	流れを考えた配置になっていますか？	

消毒ルームは，歯科医院としてのプライドが見える所です．

質の良い医療を提供している歯科医院は，必ずココをシステム化しています．

難しい手術が入って，使う機器が多くなり，材料の種類が増えたとしても，基本ルールに従ってスムーズな流れをつくります．

消毒・滅菌の考え方は，時代と共に変化しています．

まず，あなたに質問です．

大前提 「スタンダードプリコーションになっていますか？」

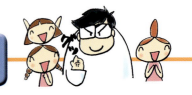

2007年の医療法改正により，「全ての患者さんがリスクを抱えている」という標準予防策（スタンダードプリコーション）の考え方に基づいて，医療提供しなければならなくなりました．

「肝炎の患者さんだから，今日は気をつけて滅菌を」ということはすでにありません．

適切に，再処理可能なものは再生し，不可能な場合には処分する．その単純化したルールに則って対応します．

● 器材の処理

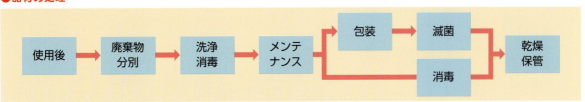

消毒薬を使用する場合には，スポルディングの分類を指標としましょう．

よりハイレベルな方法で対応するのは問題なし．ただし，高水準消毒薬の使用は注意すること．

● スポルディングの分類

器材の分類	器材の具体例	処理方法	使用機器・薬品
クリティカル 無菌の組織や血管内に挿入する器材	インプラント器材，外科用器材，根管治療用器材	滅菌	オートクレーブ
セミクリティカル 粘膜または傷のある皮膚と接触する器材	プライヤー，印象用トレー，咬合紙ホルダー	高水準消毒	グルタラール（内視鏡の消毒のみ），フタラール，過酢酸［使用注意！］
		中水準消毒	次亜塩素酸ナトリウム，消毒用エタノールなど
ノンクリティカル 傷のない健常な皮膚に接触する器材	歯科用ユニット，レントゲンコーン	低水準消毒	クロルヘキシジングルコン酸塩，ベンザルコニウム塩化物など

① 誰かがやってくれると思っていませんか？

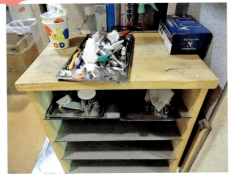

消毒コーナーに器具が運ばれてきたときに，こんな状態になっていませんか？

- ゲル状のものがそのままついている → 乾燥したらとれません
- セメントや印象材がついている → 硬化したらとれません
- 使ったガーゼやワッテが山盛り → 鋭利なものが混じってしまっているかも
  → 取り出すときに引っ張られて落下するかも
- トレーの上にエプロンがかぶさった状態 → 必要な場所が使えないかも 危険＋誤って処分するかも

● 自分が責任をもって行動するための基本

① 薬品がついているモノは，処置が終わったら拭き取る
② セメント類が器具についたら，硬化する前に拭き取る
③ 注射針は，使った人が安全な状態に戻す
④ バー・リーマーは，1回ごとに滅菌するためのスタンドに戻す
⑤ 血液のついたワッテ，ガーゼはコンパクトにまとめる
⑥ 動線の中で廃棄
⑦ 消毒コーナーで洗浄したら，タンパク質分解酵素配合の医療用洗剤に浸漬する

せめて，ここまでは各個人でやってください．

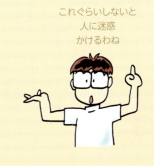

これぐらいしないと人に迷惑かけるわね

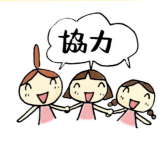

協力

【きれいにして戻す】滅菌パックに入れる前のルール化

—— 東京都世田谷区　医療法人社団健聖会くりはし歯科豪徳寺診療所

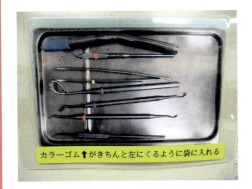

診療室から消毒ルームに器具がかえってくる時に，「これ使ったの？」というほどきれいにして戻すが基本．

誰もが，ちょっとした配慮をすることで，診療がスムーズに流れる．

② バックヤードの1日の流れを把握していますか？

——東京都世田谷区　医療法人社団健聖会くりはし歯科豪徳寺診療所

「消毒は誰かがやってくれるだろう」と思っていたら大間違い．あなたのその思いが混乱を起こします．

診療の1日の流れは予約簿で管理しますが，同じように裏方の1日の流れを一覧で作ります．互いに協力し合い，誰もが消毒室に入ったら，予定通りに進められているかをチェックします．ちょっとした心配りが，1日をスムーズに動かします．

機械メンテナンスや廃棄物の処理など，曜日によっても違いますので1週間分用意します．

受付や助手の方々が，診療を支えながら消毒以外にも動いてくれています．当然と思わずにそんな姿を見ればDrやDHは感謝の言葉を忘れてはいけません．

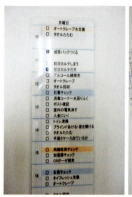 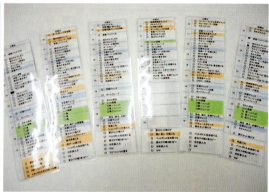

■1週間，毎日微妙に行うことが違います．これは覚えるのは無理．書いて視える化しよう

③ 流れを考えた配置になっていますか？

——石川県河北郡　医療法人社団のぞみ歯科医院

この歯科医院では，新人であろうとも，一度消毒の流れを習ったら，間違いなく動けます．それは右から左へと消毒が流れる仕組みになっているからです．

単純なのがいいですネ．

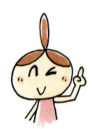

消毒は
質をあげると
安全・安心

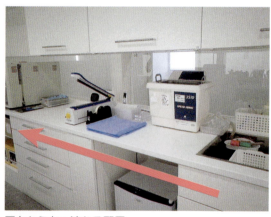

■右から左へ流れる配置

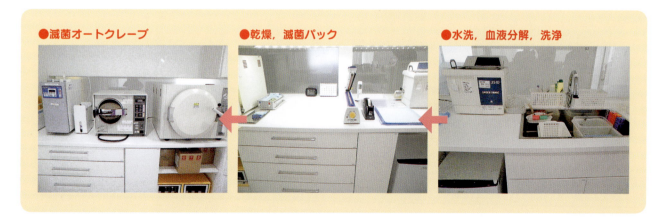

●滅菌オートクレーブ　　●乾燥，滅菌パック　　●水洗，血液分解，洗浄

新人でも一度教えてもらったらその日から動ける仕組み

―― 石川県河北郡　医療法人社団のぞみ歯科医院

器具・器材が引き出しの中にきれいに納まっているからこそ，作業台の上には何もありません．

のぞみ歯科さんではいつでもこの状態を崩さない．

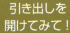
引き出しを開けてみて！

スバラシイ!!

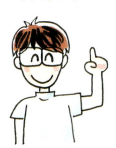
探す手間がいらないから効率化が進むのネ

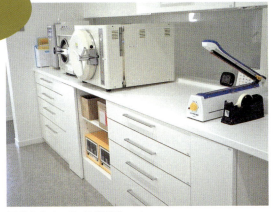
■整えられている消毒ルーム

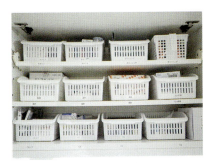
■棚の中はカゴ管理で徹底

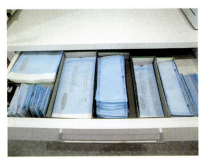
■その大きさしか入らない間仕切り

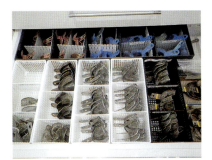
■トレーの大きさ，方向を全て統一

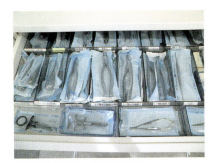
■外科用器具も元に戻せる

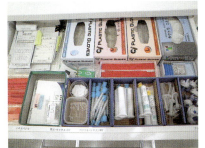
■手袋はスタッフによって違うのでどうしても数種類いる

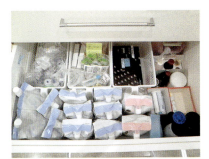
■重たい在庫は下段に収納

本当にスゴイ!!　ここまでできる歯科医院

―― 石川県河北郡　医療法人社団のぞみ歯科医院

●驚き①

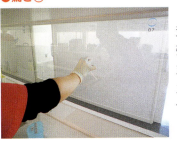

のぞみ歯科さんの消毒ルームはガラス張り．廊下から中が丸見えです．だからガラス面にも水滴1つついていません．

●驚き②

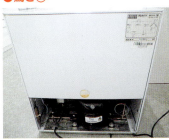

冷蔵庫の裏までも拭き掃除する仕組みです．ここまでやるか!!と驚きです．

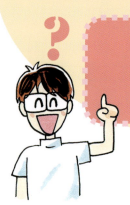
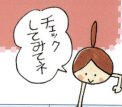

B 清潔な状態が維持できていますか？

● なにがカイゼンポイントですか？

①	全員が同じルールで消毒・滅菌していますか？	
②	紫外線収納庫に期待しすぎていませんか？	
③	ディスポはディスポと割り切っていますか？	
④	超音波の効果を確認していますか？	
⑤	小器具の管理を工夫していますか？	

　一般社会においての清潔とは，整理・整頓・清掃が維持できていることを示します．
　医療では，消毒・滅菌がルールに則ってできているかを問うています．

① 全員が同じルールで消毒・滅菌していますか？

―― 広島県安芸郡　医療法人誠和会クボ歯科クリニック

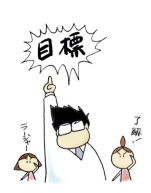

Before

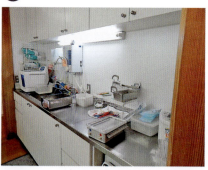

■忙しいと消毒の流れが止まり，器具が溜まる

After

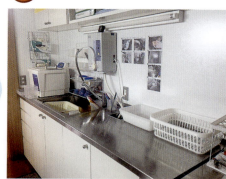

■忙しくても自分でやるべきことを責任をもって行う

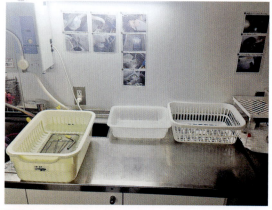

■写真があることで新人は安心です
あせらず確実に進めましょう

　診療が終わっても，1時間以上かかっていた消毒・滅菌．
　新人が入ってきても，聞いて確認する時間もありません．消毒の流れを作り，やるべきことを写真にして提示し，誰もが協力して消毒を進める体制になってきました．
　1年半で40分早く帰れるようになっています．
　みんなの目標は**診療が終わって10分で帰る**です．
　効率的な消毒システムまであと少しです．

② 紫外線収納庫に期待しすぎていませんか？

―― 島根県浜田市　パール歯科

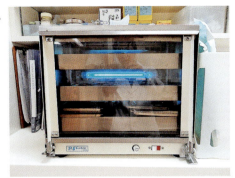

■今まで使っていた紫外線収納庫

一時期よく使われていた紫外線収納庫は，だんだん使われなくなっています．

紫外線は当たっている部分にしか効果がなく，収納庫は器具の出し入れをしているうちに，清潔レベルが落ちてきがちです．

安全な医療を提供するために，思い切って処分して，滅菌バッグでの管理に切り替えましょう．

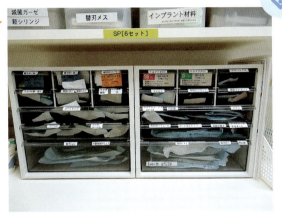

■普通の書類ボックスを活用

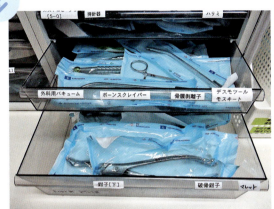

■滅菌バッグで管理

③ ディスポはディスポと割り切っていますか？

滅菌バッグはディスポーザブルです．滅菌バッグは蒸気やガスを通すけれども，微生物は通さないという「貫通孔の構造」を利用して，内部を滅菌しています．

しかし，1回の使用で紙質が劣化することと，貫通孔の空隙が大きくなることで，無菌状態を維持することができません．**だから，1回で処分です．**

綿布製包装材，金属缶などは再使用できますから検討してみるのも良いでしょう．しかし，どの器具も**ディスポと書いてあればディスポなのです．**

後々，事故につながってトラブルに発展することを考えれば，処分しても安いものです．

さらなるカイゼンポイント

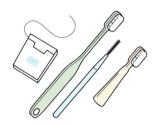

■セットにして提供

歯ブラシは，どれだけ消毒しても他の人には使えません．

近頃は，最初の状態で診断したら，口腔ケアグッズを組み合わせて，「口腔ケアセット」として購入していただきます．

毎回持ってきていただいて，お口の変化に合わせてそのセットを組みなおす方法をお勧めしています．

いつでもその方に合った，最新の生きた情報提供です．

④ 超音波の効果を確認していますか？

　超音波洗浄器で，小器具の洗浄を行っていますが，その機械にどのような容器を使っているかによって，効果が違うことを知っていますか？
　簡単な実験で，その効果を測ることができます．
　アルミホイルを入れて洗浄してみて下さい．きれいに洗浄できている場合，アルミホイルに穴が空きます．
　驚くことに，茶こしは金属でもプラスチックでも効果がありません．なぜなら，**編み目の細かい入れ物を使用すると，発生した超音波を飛散させてしまうからです．**

やってはいけないこと
① 時間を短くする
② 器具を液に浸からないぐらい入れる
③ 洗浄槽底にマットを敷く
④ 器具の先端をシリコーンカバーで保護する

●洗浄度の確認

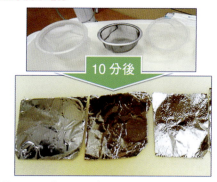

■茶こしはどのタイプも効果なし

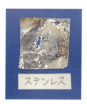 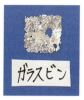 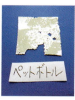

■その他の入れ物でチャレンジ
　思いのほか，ペットボトルに効果あり

（藤田（2016））

使用説明書を
よく読みましょう

⑤ 小器具の管理を工夫していますか？

―― 山口県玖珂郡　悠デンタルクリニック

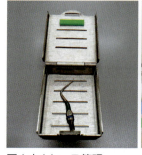 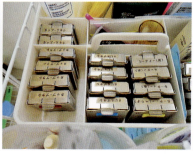

■1本1ケース管理

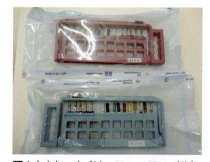 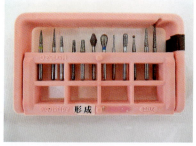

■1人1セット（リーマー・ファイル）　■1人1セット（バー）

　管理が難しいのが，バー，リーマー，超音波やレーザーのチップ類などの小器具です．
　「いつの間にかないんです」と言っていませんか？
　数万円（定価）するものも少なくない小器具ですが，買うときには「お金」そのもの．使いだしたら「ただのモノ」意識です．
　もったいない気がするでしょうが，1本1ケース1人1セットで管理すると紛失しなくなります．

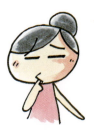
モノを探す時間が
一番もったいないです

> **注意！** モノがなくなる消毒ルームはゴミ箱の位置を変えてみよう

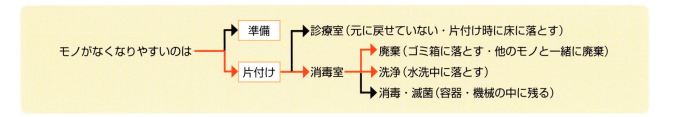

小器具はセットにすると捨てられにくくなるが，意外と大きなもの（コントラサイズ）が捨てられてしまう．紙トレーを手で丸めて移動している歯科医院は要注意．

65ページの「自分が責任もって行動するための基本」を守ってもなくなる時は，ゴミ箱の位置を変えることでカイゼンすることが多い．

> **さらなるカイゼンポイント**

人はいつでも失敗をする可能性があります．
ミスは誰にでも起こりえます．カイゼンポイントは何なのでしょうか？

ミスのいろいろ

情報入力のミス	判断ミス	動作ミス	記憶ミス
・見間違い ・聞き間違い ・勘違い	・思い込み ・実行までの時間 ・経験，知識，体力不足からの浅はかな判断	・うっかりミス（左右，上下，出し入れ） ・反復，省略，順序 ・技術不足 ・言い間違い	・覚え違い ・記憶違い（時間） ・忘れる

↓

誰にでも，小さなミス，大きなミスがあると思って対応する
（ベテラン・新人・職種関係なし）

対応策

- ・指さし確認
- ・復唱
- ・確認会話
- ・読み合わせ
- ・見た目（色・マーク）

- ・認知的不協和（坊主憎けりゃ袈裟まで憎い）
- ・人は権威や多数に弱いことを理解する

- ・指さし確認
- ・復唱
- ・確認会話
- ・略さない（CR・レ充・いつものアレ）
- ・中断や混乱時（1息・1呼吸）
- ・お知らせ（ブザー，アラーム）

- ・人間の限界
  短期記憶 7±2 程度（数字）
- ・覚える工夫
  意識して
  意味を加えて
  何度でも
  → 長期記憶へ
- ・記憶は変化
  復習
  すぐやる

隠す体質が一番良くないです
みんなでやればきっとカイゼンする!!

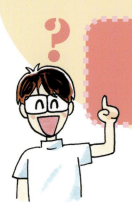

C 新しい考え方で消毒・滅菌を徹底しませんか？

● なにがカイゼンポイントですか？

①	消毒のやりすぎをしていませんか？	
②	安全で効率よく洗浄するための機器の導入を考えませんか？	
③	滅菌はオートクレーブ クラスNからクラスB・Sの時代へ	

① 消毒のやりすぎをしていませんか？

　高水準消毒に使う薬剤である「グルタラール・フタラール・過酢酸」は取り扱いが難しい．
　換気の良い所で，ゴム手袋，マスク，プラスチックエプロン，ゴーグルなどの防護具使用が基本となり，消毒槽は蓋付きでなければならない．
　こんな難しい薬剤を使っている所は，本当に必要なのかを話し合った方が良い！

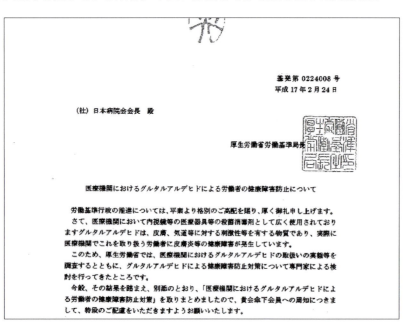

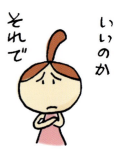

現在よく使われている中水準消毒剤を上手に使い込む必要があります．
使用説明書をよく読むこと．
その時に，読むポイントは次の通りです．
①濃度　②使用時間　③温度　④取扱い注意
計量器，タイマー，(温度計)の用意を忘れずに！

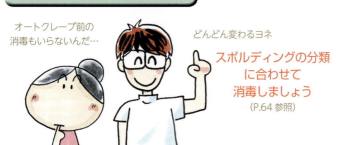

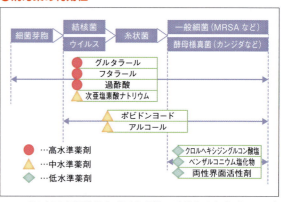

●消毒薬の有効性

（日本医療機器学会「医療現場の滅菌」より作成，2016）

② 安全で効率よく洗浄するための機器の導入を考えませんか？

　使用した器材の消毒・滅菌の流れは，どの歯科医院でも決まっています．その工程はどれくらい確実で安全でしょうか．

　消毒・滅菌の基本は，「まず洗い流す」ことです．その洗浄という行為には，一般的には**手用洗浄**と**機械洗浄**があります．

　洗浄においての**安全**と**作業者の感染予防対策**から，機械洗浄を導入する時代が来たと考えています．

機械での洗浄は，ウォッシャーディスインフェクターで行います

―― 石川県金沢市　医療法人社団ハッピー歯科医院

　ウォッシャーディスインフェクターとは，医療器材の洗浄・すすぎ・熱水処理・乾燥の一連の工程を全自動化した洗浄装置のことです．人の手で行う作業がないので，器具を扱う上での事故が起きません．

　ウォッシャーディスインフェクターを使うにしても，器材に付着している汚れは，事前にぬぐい取っておくことが大切です．セメントやレジン，薬品や血液などの処理は，診療室で確実に行う必要があります．

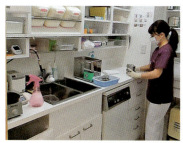

■ウォッシャーディスインフェクターが導入されている消毒ルーム

導入で心配なことはありませんか？

「便利そうだけど，今より手間がかかりそう」「すごく時間がかかって，器具が回らないかも…」

　実際に，ウォッシャーディスインフェクターは，50分くらいかかるのが一般的です．

　新しいものを取り入れるときは，抵抗を感じる人は多いはずです．効果的に利用するために，治療のどのタイミングで使用するのか，明確にしておきましょう．

ウォッシャーディスインフェクター活用のためのカイゼン

―― 石川県金沢市　医療法人社団ハッピー歯科医院

Before

ウォッシャーディスインフェクターの稼働を1日2回
問題①：洗浄する器具が多いために，作業に時間がかかる
問題②：器具が不足し，診療が止まることがある

After

カイゼン：
ウォッシャーディスインフェクターの稼働を1日4回に増やした．
結果①：1回あたりの器材を減らしたため，作業時間が短縮された．
結果②：器具の数が限られているものは，計画的に増やしていくことになった．

　ウォッシャーディスインフェクターを導入したことで，安全で安心な環境が確保され，集中して診療に取り組むことができるようになりました．

　その余裕ある医療体制から，来院される患者数が増加するという2次的な効果を生んでいます．

診療後の片付け時間は
なんと2分　スバラシイ!!

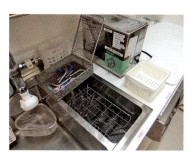

■流し台で待機中

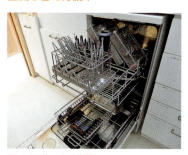

■1回分の器材量

モノを探している時間もったいなくないですか

　朝はどのユニットにも器具が配置してあるのに，時間が経つと消毒に回っていて，他のユニットから借りてこないと診療ができないという診療室があります．

　何よりも，一番高いのは皆さんの人件費です．皆さんがモノを探したり取りに行く時間がもったいない．どれくらい人件費がかかるのか，計算してみましょう．

1日3回咬合紙ホルダーを探すための時間と費用

2歩1秒で計算します．
① 1番ユニットで，咬合紙ホルダーがありません．2番と3番ユニットに探しに行きました．
　　1番から2番　10歩＝5秒
　　探す　　　　　　　5秒
　　2番から3番　10歩＝5秒　　　　　**40秒**かかります．
　　探す　　　　　　　5秒
　　3番にあったので1番に戻る　10秒
　　セッティングしてDrに手渡す　10秒
② 1日3回ぐらいです　　40秒×3＝**120秒で2分**
③ 2分×21日／月×12カ月＝**504分**かかります．**8時間24分**かかっています．
④ あなたの時給はいくらでしょう．
　　1時間1,000円としたら，咬合紙ホルダーを探すのに1年間で**8,400円分**使っています．
⑤ 咬合紙ホルダーはいくらでしょうか．**1,000円**としたら**8本**は買えます．
　　各ユニットに数本ずつ購入しておいてもお釣りが出るはずです．

●探す時間をなくすメリット

・「もう!! ないじゃない！」		仕事に対するストレスがなくなる
・「誰？補充してないのは！」	がなくなれば…	人間関係が悪くならない
・「また～！」		体力が消耗しない
・「消毒早くして!!」		清潔な状態で器具が使えるようになる

お金だけでないメリットがたくさんあります

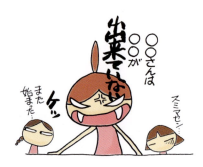

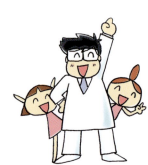

③ 滅菌はオートクレーブ クラスNからクラスB・Sの時代へ

オートクレーブとは，内部を飽和蒸気によって高温・高圧にし滅菌をする，高圧蒸気滅菌器です．オートクレーブ内の圧力を高温の蒸気で上げることにより，細菌や微生物を死滅させます．
オートクレーブは3分類されています．

●オートクレーブの分類

分類	空気排除の方式			特徴
クラスN	重力置換式	缶内に蒸気を発生させ，空気を除去する		日本で一般的に使われているオートクレーブ
クラスS	真空脱気プレバキューム式	缶内の空気を排除し，真空状態にしてから蒸気を供給させる	空気排除 1回	日本の医科では一般的に使われているもの．歯科でも導入が進められている．空気除去を複数回行うものは，より滅菌の精度が上がります
クラスB			空気排除 複数回	

次に購入を考える時には，検討する価値があります．

コントラ・ハンドピース類をより清潔な時代へ

—— 石川県河北郡　医療法人社団のぞみ歯科医院

ハンドピース類の適切な管理は，**洗浄（付着物の除去）・注油・滅菌**の3つが重要な要素です．
　患者さんごとに清潔なハンドピースで治療するためにも，器材の外部だけでなく，内部（空気と水の回路）までを清潔にすることが求められるので，真空脱気プレバキューム式の滅菌器は不可欠だと考えています．

●ハンドピース類の処理

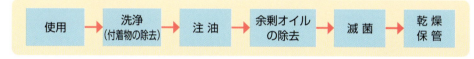

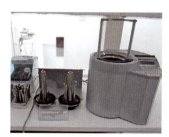

■右機械は，ハンドピース専用の真空脱気プレバキューム式滅菌器

消毒・滅菌にも専門的知識が欲しい

日々の診療において，安心して器材を使うことができるのは，担当者が確実な消毒・滅菌をしてくださっているからです．その業務の質をさらに向上するために，専門分野として勉強を積まれる方々がいます．

資格を修得しさらなる向上

　当医院で標準予防策を導入するにあたり，消毒・滅菌の確実な方法を知り，安心した環境を提供するため，滅菌技士の資格を取得しました．
　常に変化する医療現場のなかで，情報にアンテナを張ることは医療人として必要です．今後も常に見直し，改善をし，患者様とスタッフ双方にとって，安心，安全な歯科医院になるように努めて参りたいと思います．
　　医療法人社団　ハッピー歯科医院　歯科衛生士　南千恵

●消毒滅菌関連の資格

（一社）日本医療機器学会	滅菌技士
（一社）医療福祉検定協会	医療環境管理士
（一社）日本滅菌業協会	滅菌管理士

> 当然
安全・安心な環境から，質の高い歯科医療は生まれる

バックヤードが整っている歯科医院にはプライドが見える

―― 兵庫県丹波市　医療法人わく歯科医院

遠方からでも患者さんが通ってこられる歯科医院．
「今よりもっと安全で安心できる歯科医院にしたい」と語っていた院長．
移転に伴い消毒ルームは動線を考え，効率化と標準化を組み立てました．

Before

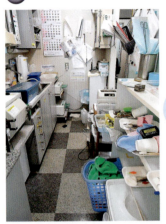

■以前の消毒ルーム

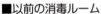

After

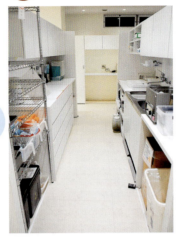

■現在の消毒ルーム

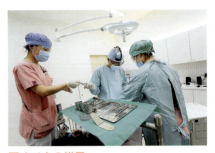

■オペ中の様子

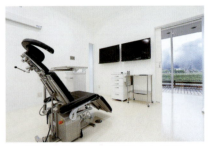

■手術室からみえる素晴らしい景色

立ち姿までが美しい歯科医院はそれだけでプライドが見える

―― 島根県浜田市　パール歯科

毎日の情報共有は**場所**と**時間**と**担当者**がいなければ成り立たない．朝礼はそのひとつ．

大型スクリーンに予約簿を映して全員確認を行っている．

礼節を重視した朝礼はすがすがしい．キビキビした動きが医療の質を示しだす．

「朝礼なんて，なくても毎日は動いている」という歯科医院がある．

安全・安心はいつ確認するのだろうか…．

Before

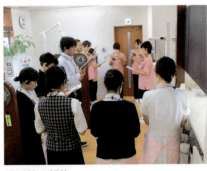

■以前の朝礼

After

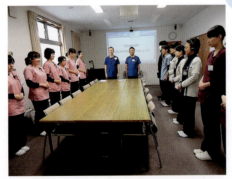

■現在の朝礼．これだけの人数がいればきちんと並んで挨拶をするだけでも難しい．毎日がここから始まる「チーム一丸体制」

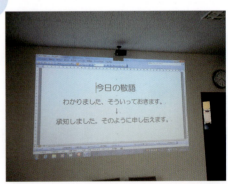

■朝礼では，毎日美しい日本語が使えるように大きな声で「今日の敬語」を復唱する

第3章
混乱からの脱出 担当部署別カイゼン
―カイゼンのポイント―

❹物品管理編
誰もが一瞬で すぐ取り出せる体制へ

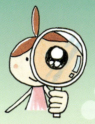

モノが溢れる歯科医院
誰もが知らないことがあり
理解できないことがある
そんな不安な空間は医療の質を保てない

こうなっていませんか あなたの歯科医院

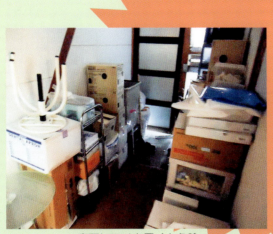

廊下にモノを置くと危険

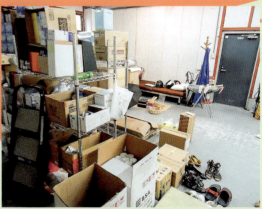

広い部屋があると買いすぎる

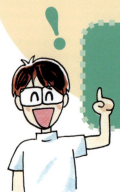

実は基本　しっかり捨てて，少ない物品で管理するが一番簡単

赤フダ方式で処分しよう！

　5S（整理・整頓・清掃・清潔・躾）の中で一番最初に行うのが **整理＝捨てる** です．
　歴史ある歯科医院は多くの場合，どこに何があるのか分かっている人がいないほど，モノが溢れているのが一般的．一番簡単な **赤フダ方式を定期的に** 実施します．
　処分を考えているものにテープを貼ります．色は2色で分類します．

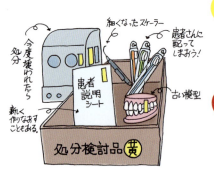

黄
・めったに使うことがない
・すでに新しいタイプを使っている
・何度も壊れてたびたび修理している

赤
・使う予定がない
・使えない
・壊れていて修理できない
・使用期限が切れている

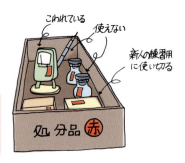

本格的処分　目標　1年に2回実施

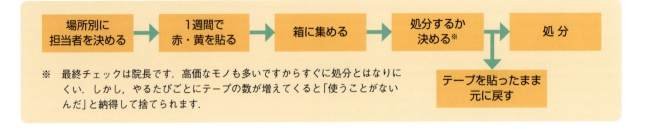

※　最終チェックは院長です．高価なモノも多いですからすぐに処分とはなりにくい．しかし，やるたびごとにテープの数が増えてくると「使うことがないんだ」と納得して捨てられます．

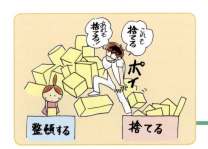

■ルールに従い分類する

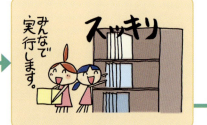

■それぞれの担当者は処分品を1カ所に移動させる

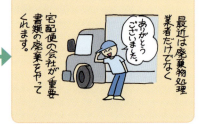

■業者さんにまとめて処分をお願いする

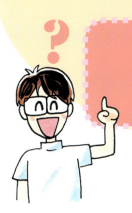

A 在庫がなくて慌てることがありませんか？

● なにがカイゼンポイントですか？

| カンバン方式になっていますか？ | |

カンバン方式になっていますか？

カンバン方式やってみませんか

カンバン方式は持っている在庫を必要なときに必要な数で管理する方法です．

在庫はどのような状態でトラブルになるのでしょうか．在庫がなくて困ったことは体験しがちですが，実はありすぎてもトラブルを生んでいます．

過剰在庫	・場所をとる ・どこにあるかわからないで探す ・使用期限が切れてしまう ・多くの支払いがある
過小在庫	・使いたいときにない ・治療ができない ・代用品でできても不便 ・どこかにあるかもと探す ・「すぐに持ってきてほしい」とディーラーさんに無理を言って迷惑をかける

→ **適正な数の在庫にして，トラブルをなくしましょう．**

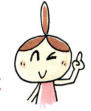

まずはカンバンを作ってみよう

ベテランが退職すると，「この材料はどこに頼めばいいのか分からない」という，思いもよらない相談を受けることがあります．

全員が知っておくべき在庫の管理は，カンバンを物品に付けるところからはじめましょう．

新人でも発注できるようにしてしまいます．

●黒ラベル（一般）

品名	
在庫量	
発注量	
価格	
購入先	
置場所	
購入日	年 月　年 月　年 月

●発注日も記入することで，何カ月でその物品が消費されるのかという発注サイクルがわかるようになります．

●赤ラベル（劇薬）

品名		……▶	●正式名称
在庫量		……▶	●いつもあるべき数
発注量		……▶	●1回で発注する量
価格		……▶	●大切に扱うために知っておく
購入先		……▶	●いつも買う取引会社
置場所		……▶	●棚の番号
購入日	※医薬品管理簿に記入すること	……▶	●医療法で定められた医薬品管理簿に書きます

カンバンつけは，みんなで分担したらすぐにできます．

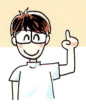

カードの裏にシート状のマグネットを貼っておきます

カンバンを使って在庫管理してみよう

——山口県玖珂郡　悠デンタルクリニック，東京都千代田区　前島歯科医院飯田橋デンタルケアオフィス
兵庫県丹波市　医療法人わく歯科医院

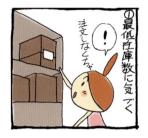

まずは，在庫の物品にカンバンを付けます．

使うために在庫棚からモノを出すときはカンバンを外します．

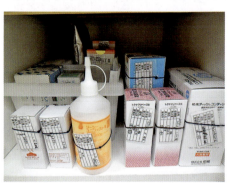

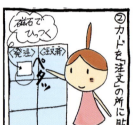

発注時にカンバンをホワイトボードの発注欄に貼りだします．

業者さんが見て，一瞬で発注が分かるように美しく貼ります．

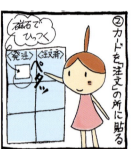

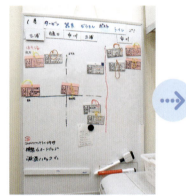

■ホワイトボードにも5Sがいります

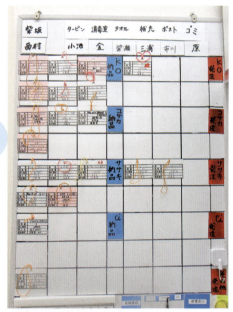

■整えられた発注用ホワイトボード

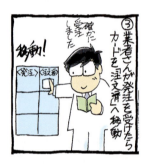

業者さんに「注文済」にカンバンを移動して頂くよう頼みます．

業者さんが商品を持ってこられたら，
「いつもお世話になります」
「ありがとうございます」
お礼の言葉をかけましょう．

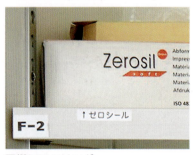

■棚にラベリング

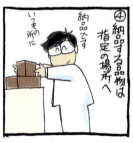

持ってきていただいた物品にカードを付けて，書いてある棚に戻します．

整頓は100円ショップのカゴで大丈夫．
きれいに並べて収納すると，誰もが気持ちよく仕事ができます．

これで新人も大丈夫!!

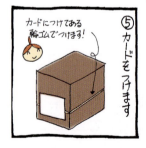

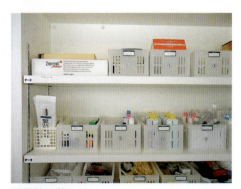

■収納は美しく

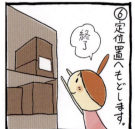

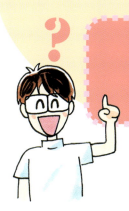

B どこに何があるのか全員わかっていますか？

● なにがカイゼンポイントですか？

| 棚にラベリングしていますか？ | |

棚にラベリングしていますか？

——山口県玖珂郡　悠デンタルクリニック

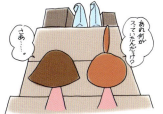

棚にラベリングしよう

「持ってきて」と言われたら，どれくらいで取り出せますか．

その場で5秒で取り出しましょう．

そのためには，棚に**「番号を付ける」「タイトルを付ける」「写真を貼る」**などの工夫が必要です．

新人がいる時は写真付きで場所を覚えて頂き，教育が終わったら写真を外してシンプルな状態に戻しましょう．

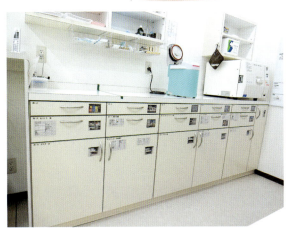

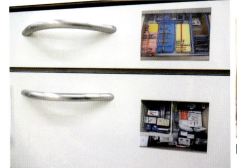

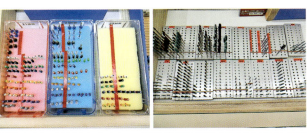

■引き出しを開けたときに，何がどこに何個（何本）あるのか瞬時にわかるが基本です．新人でも大丈夫ですか？

さらなるカイゼンポイント

歯科医療はそれぞれの協働作業で成り立ちます．その中で影に隠れているのが**ムダ**．

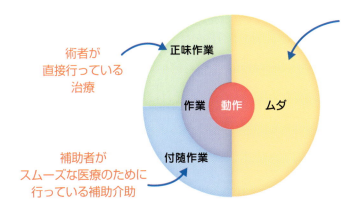

ムダとは何をさすのでしょうか

- 時間　①患者さんを待たせる
　　　　②Dr.の指示待ち
- 動線　①モノを探す
　　　　②遠くまで取りに行く
　　　　③ついでがない運搬
- 作業　①作業途中
　　　　②手直し

ムダは1人の努力では解決しません．
カイゼンが基本！

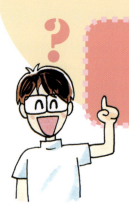

C すぐに新しいモノが増えませんか？

● なにがカイゼンポイントですか？

①	新規購入希望物品を確認していますか？	
②	新規に購入すべきか会議ではかっていますか？	
③	新規に購入した時に勉強会をしていますか？	
④	マニュアル・使用説明書綴り・メンテナンス計画はできていますか？	

研修会に行かれた先生が，いつの間にか大きな器機を，新しい材料を購入されたとき，スタッフの方々はどのように思うのでしょうか．

「先生，またよ」
「いつ入ったのこれ」
「私たち全然聞いてない」
「何に使うのよ」
「今使っているのはどうするの」

と，新しい物品に対するワクワク感はありません．

高いモノだから「大切にしてほしい」「活用してほしい」と思っても，最初のボタンのかけ違いは後々までも響きます．

だから，全員体制で大切に扱える気持ちを育てましょう．手間はかかりますが，段取りよく進めます．

● 購入から活用までの流れ

① 新しく買いたいモノはまず意思表示しよう

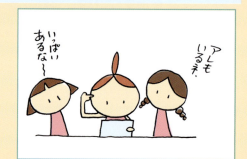

購入してもらいたいモノがあれば，ホワイトボードに掲示してある「買いたいものリスト」に記入する．

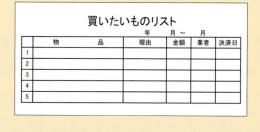

② 購入するかは会議ではかる

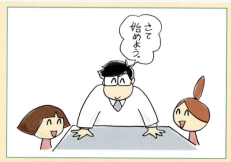

新規購入のため会議にかけるのは3,000円（一例）以上のモノと，あらかじめ決めておく．みんなで話をすることが大切．

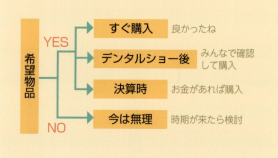

医療法に則して書類を整えよう　──徳島県吉野川市　医療法人きりの歯科クリニック

● 使用説明書をファイリング・マニュアル追加

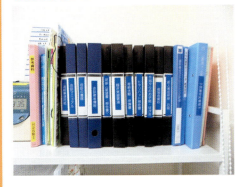

● 毎日，毎月，点検シートと故障時の記録

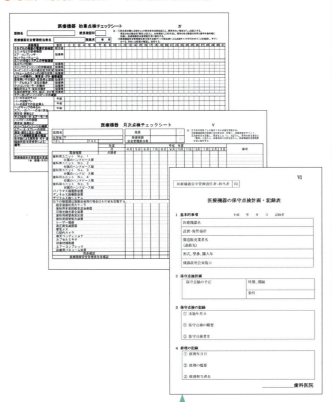

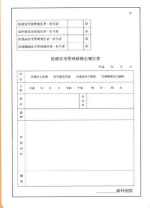

勉強したら
院内・院外問わず
全て記録を
とっておこう

③ 購入したら勉強会を行う

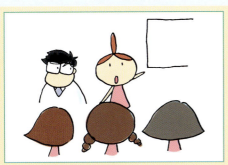

どれだけ高価なものなのか，どれだけ活用できるものなのか，勉強したらわかります．

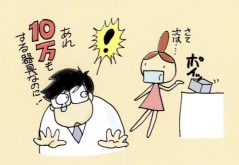

④ 書類が揃っているか確認する

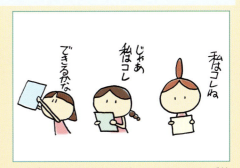

大変そうに見えるけど，みんなでやれば普通のこと．
　全員体制でがんばろう．

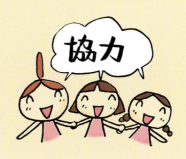

D 使用期限切れになっているものがありませんか？

——徳島県吉野川市　医療法人きりの歯科クリニック

● **なにがカイゼンポイントですか？**

| エスカレーター方式になっていますか？ |

在庫物品の棚です．

使用期限があるものは，並べておくときには必ず古いモノが前，新しいモノを後ろに置きます．

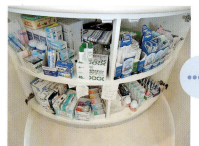
■グチャグチャしててわかりにくい

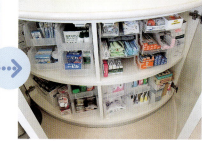
■スッキリしていればサッと出せる

E 在庫に場所を取りすぎていませんか？

● **なにがカイゼンポイントですか？**

| ダンボール箱買いしていませんか？ |

「通販で買うのに，あと少し買うと郵送料が要りません．何か買うものありませんか」って聞いてないですか．

郵送料より高いのがテナント料．置いてる場所に家賃を払っています．でも，それより高いのが皆さんの人件費です．在庫を探している時間が一番高くついています．

必要なものを最小限で購入するが基本です．

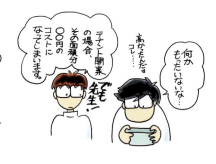

やればできる!! いろいろとやってきたから移転時に劇的に変えられた収納

——兵庫県丹波市　医療法人わく歯科医院

捨てる過去などなにもない．やってきた過去があるから，納得できる方法にたどり着く．

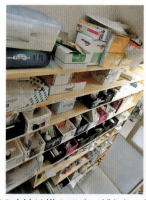

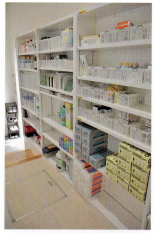

■在庫管理の方法は様々です．だから，他業種でうまくいっている方法だからと導入しても使えるとは限りません．移転を機にわく歯科さんが検討したのは，きわめてシンプルなカンバン方式でした

■新人であろうとも，一度教えてもらえば取り出せる．シンプルなのが一番です

> **注意!** 見えてるようで実は見えていない　千円札には誰が描かれていますか？

——福岡県北九州市　渡辺歯科医院

多くの人は，毎日見ているお札でも，誰が描かれているかすぐには答えられません．
なぜなら，見ているだけでそこには関心がないからです．
人は，関心を持った時，初めて記憶にインプットされます．
　技工室の角にあるコーナー．少しずつモノが増えました．だから誰もそこにモノが溜まっていると気づきません．見えてるようで実は見えていない！
しかし，「これではいけない」と関心を持った時，整理することができるようになります．

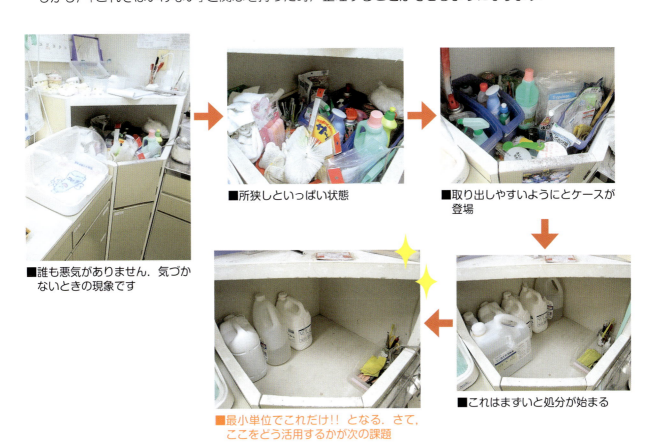

■誰も悪気がありません．気づかないときの現象です

■所狭しといっぱい状態

■取り出しやすいようにとケースが登場

■これはまずいと処分が始まる

■最小単位でこれだけ!! となる．さて，ここをどう活用するかが次の課題

> **さらなるカイゼンポイント**

——福岡県北九州市　渡辺歯科医院

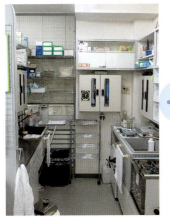
■窓に棚をつけていた

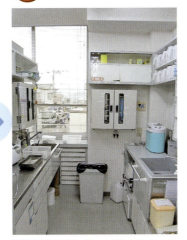
■棚をとりはずし，明るくなった

【窓をつぶす価値はあるのか？】
　どの部屋も朝一番に窓を開け，日の光を入れ風を通す．自然の恵みを診療室に与えましょう．
　窓をつぶして棚にするなどもったいない．みんなが働く空間を大切にして，より良い医療を提供しよう．

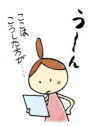

85

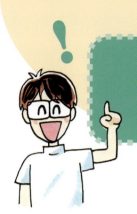

これができて一人前！ お金の話 [驚き]

今までは，院長とお金の話はしたことがなかったと思います．

だから，「私たちはがんばってます」だけで話をしていました．お金を患者さんから頂くということは，私たちが責任を持った医療を提供しているという証です．だから収入が減ったとなれば患者さんからの信頼や満足を得られなかったのだと反省しなければなりません．また，お金の使い方を間違っているとき支出が増えて利益が減ります．

だから時にはお金の話をしなければなりません．

歯科医院の経営を安定させるには，**収入を増やす，支出を抑えるが基本**です．今の世の中，簡単には**収入**は上がりません．

支出には2つあります．

変動費と**固定費**です．固定費は本来削ることが難しいとされていますので，変動費を調整します．材料，薬，技工料等です．

安いものにこしたことはありませんが，無理を言っては人間関係を崩しがち．適正価格でのお付き合いが大切です．

そうなると，**買いすぎている量も適正に減らすが基本**となります．

在庫を上手にコントロールすることは，**第2の収入**といわれています．

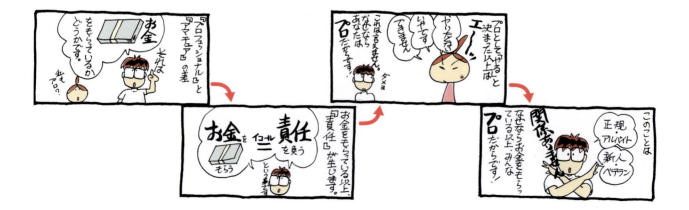

第3章
混乱からの脱出　担当部署別カイゼン
―カイゼンのポイント―

❺技工編
歯科医院の評価を決める裏の実力が見える所

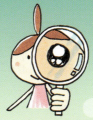

患者さんの期待が最も高い技工物
できて当然
できてて当然
だから組織としての標準化

こうなっていませんか あなたの技工室

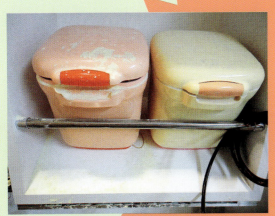

濡れた手で触る．粉が落ちても分からない．マヒ状態

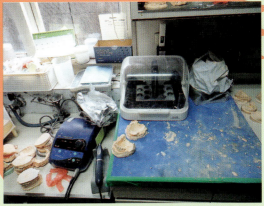

石膏で汚れていても当然だと思う体制

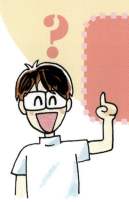

A セット物が合わないことが続いていませんか？

● なにがカイゼンポイントですか？

①	印象採得での責任ある行動がとれていますか？	
②	石膏の取り扱いでの責任ある行動がとれていますか？	

「型を採って，石膏を盛ったら，技工所で技工物ができ上がってくる」って，思っていませんか？

この一連の作業では**材料**を取り扱っています．材料は固まる時に熱を発して膨張し，硬化と共に縮小しますので，温度設定，重さ，比率，水の量，そして操作の基本を守ることが大切です．

今は人のテクニックに左右されないように，自動練和機の導入は普通の時代となりました．

基本を守るために確認してみましょう．

① 印象採得での責任ある行動がとれていますか？

―― 兵庫県神戸市　佐伯歯科医院

1) 事前準備①

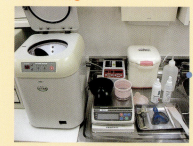

トレー，水，印象材の粉を準備する

2) 事前準備②

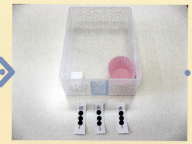

名前を書いたシートを3枚用意する（本印象・対合印象・ケース用）

3) 印象用トレーを試適

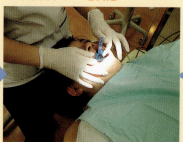

トレーが患者さんに合っているか確認

11) すぐに石膏を流す

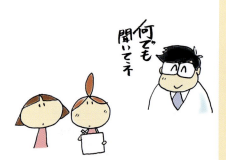

すぐに流せない場合は保湿箱に入れる

10) 印象物の変型防止

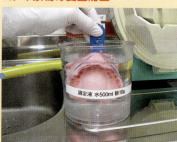

寸法変化しにくいように固定液に漬ける

驚き ここまでやる

【水の準備は直前までしない】
水は温度を一定にするために，冷蔵庫で管理する．

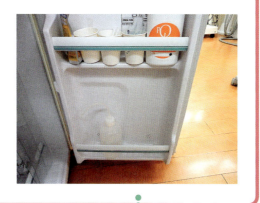

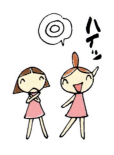
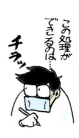

4) アルジネート接着材を塗布
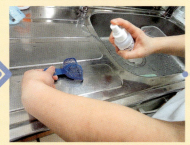
ケースバイケースで使用する

5) 混水比で計測
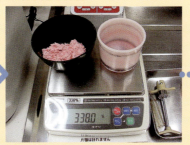
電子混水比天秤を使って，印象材と水を計測する

6) 印象材を自動練和
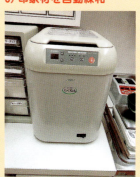

9) 洗浄
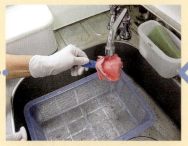
次亜塩素酸水で印象材を洗浄する

8) 印象の採得
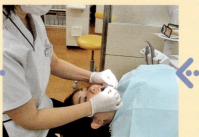
硬化していると思っても3分間保持し，一気に外す

7) トレーに盛りつけ
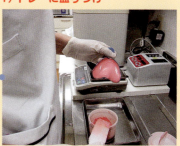
印象材は適量盛りつける

② 石膏の取り扱いでの責任ある行動がとれていますか？

――兵庫県神戸市　佐伯歯科医院

石膏の取り扱いのルールはありますか？

補綴物の精度の維持・向上のためには，それに伴う器材の取り扱いを，基本に則って忠実に行うことが大切です．

誰もが同じレベルで作業ができるよう，確認しながらチームで取り組みましょう．

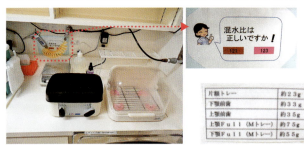

石膏と水を正確に計測するためにやっていること

■石膏の量と混水比はいつでも確認できるよう作業する目の前に表示

■石膏の量と混水比の目安

---

1) 事前準備①
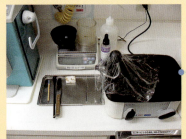
石膏，ボトルに入れた室温の水，小棒，スパチュラを準備する

2) 事前準備②
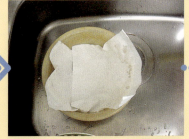
石膏注入後，片付けは水を貯めた桶の中で洗うので準備しておく

3) 混水比で計測
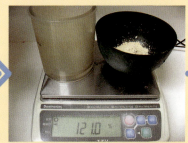
電子混水比天秤を使って，石膏と水を計測する

12) 石膏模型取り外し②
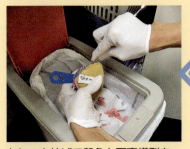
トレーを拡げて印象と石膏模型を一緒に取り出す

11) 石膏模型取り外し①
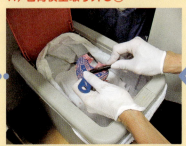
石膏注入後1時間で取り外す．トレーからはみ出している印象材を剥がす

10) 硬化
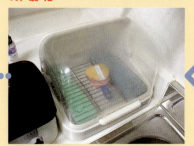
保湿箱の中で硬化（1時間）．名前を書いたシートを石膏の上に置く

13) 石膏模型取り外し③
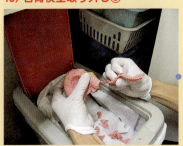
印象材は順番に外す
1) 頬側

14) 石膏模型取り外し④
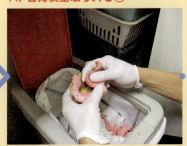
2) 舌・口蓋側

15) 石膏模型取り外し⑤
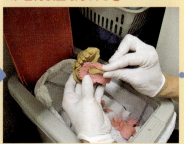
3) 咬合面

驚き　ここまでやる

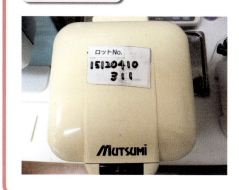

【私たちがこだわっているロット番号】

ロット番号とは，製造時の生産単位ごとに付けられています．

番号が違う製品は，微妙に品質が変わることがありますので，注意しています．

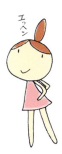

---

4) 真空練和機で練和

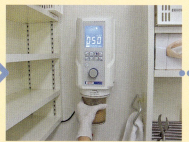

石膏と水はかき混ぜてから真空練和機にセットする

5) 石膏練和中に同時進行で行う①

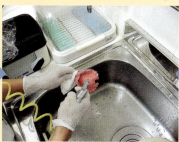

エアーで表面の水分を除去する

6) 石膏練和中に同時進行で行う②

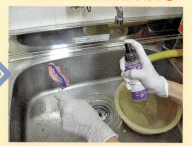

界面活性剤を塗布する

9) 石膏注入③

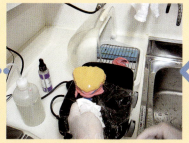

石膏は適量盛りつける（盛りすぎない→外せなくなる，少なすぎる→割れる）

8) 石膏注入②

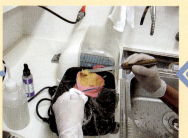

スパチュラで一方向に丁寧に流す

7) 石膏注入①

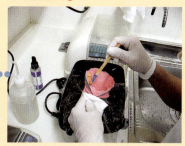

小棒を使って咬合面に流す

16) 取り外し完了

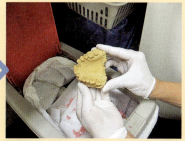

完全には硬化していないため，一晩ケースで保管し，その間は触らない

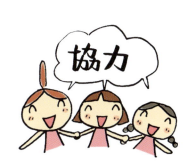

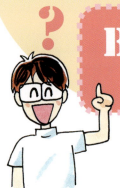

B 揃っていないことで技工物が出せないことがありませんか？

● なにがカイゼンポイントですか？

| 提出するものをチェックする仕組みがありますか？ | |

——大阪府枚方市　おきむら歯科

　技工所に出すものが揃っていない時はどんな時でしょうか．

　ほとんどの場合は，途中で補助者が変わってどこまで治療が終わったのかわからない時に起こります．しかし，最終確認はバトンタッチを受けた方が指差し確認でチェックしましょう．

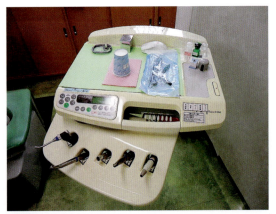

■チェックリストが貼ってあるユニット
　あまり目立ちません

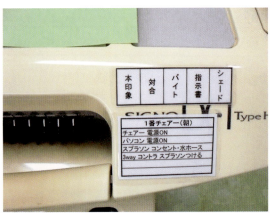

■よくよく見るとチェック表アリ．そろっているかチェック！これでミスはなくなります

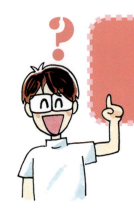

C 院内技工と院外技工が混乱しませんか？

● なにがカイゼンポイントですか？

| 院内技工用の指示書がありますか？ | |

——徳島県吉野川市　医療法人きりの歯科クリニック

　印象さえ採れば，誰かが造ってくれるだろうと思っていませんか．院内で作製するTeC，マウスピース，ファイバーコアなどは，院内技工指示書に従って期日内に造らなければならないことがあります．ですから，印象を採ったときには，院内・院外問わず技工指示書を書くまでが仕事です．

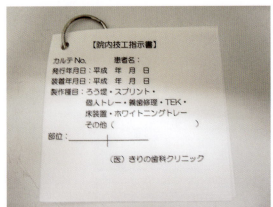

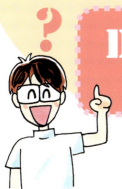

D 技工物がセット日に間に合わないことがありませんか？

● なにがカイゼンポイントですか？

①	技工物作成の日程を理解していますか？	
②	予約日変更時のルールがありますか？	
③	発注と納品に工夫がされていますか？	

① 技工物の作成の日程を理解していますか？

――徳島県吉野川市　医療法人きりの歯科クリニック

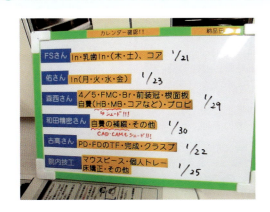

お付き合いしている歯科技工所は何軒ありますか？

技工所にも得意分野がありますので，どの歯科医院でも複数の技工所とのご縁があります．

作製する物によっても，かかる日数が違いますので，一瞬で分かるようにしておきましょう．

② 予約日変更時のルールがありますか？

技工物のセットは，印象を採ってからできるだけ短い期間で予約をとります．時間が空けば空くほど，歯の位置が自然に動き，入らなくなるからです．だから，混雑している時期には，治療の時期を少しずらして，印象とセットの2回分の予約を一緒にとるぐらいの気を遣います．

したがって，患者さんからの希望で予約日を変更する場合，今以上に短い期間で変更することは基本できません．

●予約をとるときのイメージ

印象からセットまでの基本	なるべく最短　印象 → セット	◎
患者さんからのセット日変更希望（早く）	技工物作製が間に合わない　印象 → セット　変更時 注意！	×
患者さんからのセット日変更希望（遅く）	空きすぎると入りにくい　印象 →　　　セット	△

印象・セットで2回分まとめて予約をとると理想的な間隔でとることができます

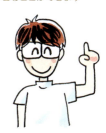

> **要注意　予約日変更の考え方**
>
> 技工物だけでなく，1カ月空けないと保険点数が1/2になってしまうものもありますが，生体が回復するまでの期間を空ける方が好ましいなどの理由からです（例；歯周検査は1カ月空ける）．
>
> 歯科医院ごとに小さなルールがありますから，一覧表にして受付が見られるようにしておきましょう．

③ 発注と納品に工夫がされていますか？

多くの歯科医院では，お付き合いをしている歯科技工所が1軒ではありません．歯科技工所には，得意分野，あるいは専門分野があるからです．したがって，何を発注するのかを明確にしておく必要があります．

新人であろうとも，理解しやすく動きやすい仕組みを作りましょう．

発注・納品は色とケースで管理

――山口県玖珂郡　悠デンタルクリニック

歯科技工所別に色分けをし，発注用と納品用のケースを準備．

ケースの前面にはポケットを付けています．

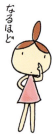

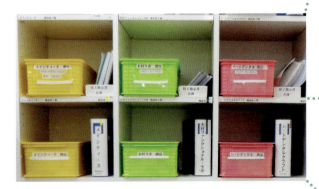

ケースの種類	ケースにつけたポケットの使用方法
【上段は発注用】USBの貸し出しや打ち合わせが必要な場合は，ポケットにカードを入れて，取りに来られた技工士さんにお知らせします．	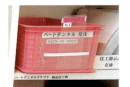 USB貸出カード 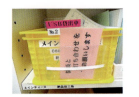 打ち合わせカード
【下段は納品用】届けられた技工物と納品書を確認し，担当者が納品書を横に置いているファイルに収めます．	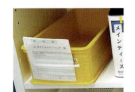 納品書

技工所さんと協力体制

――東京都世田谷区　医療法人社団健聖会
くりはし歯科豪徳寺診療所

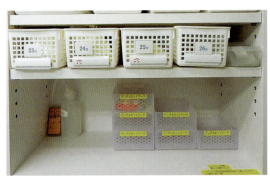

技工所に持って来て頂いた技工物をセット日の箱に入れて頂いています．

受付は前日にチェックして届いているかを確認しています．効率化がアップします．

ビックリ　ここまでやる！ 驚きのカイゼン

――山口県玖珂郡　悠デンタルクリニック

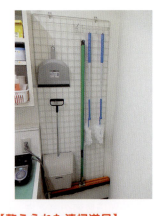

【整えられた清掃道具】
デッドスペースを上手く活用．
直置きせずに，吊すことで乱れナシ．
スバラシイです！

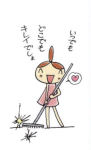

> **驚き** 納得いくまでカイゼンしよう
> 「自分たちで改装までしてしまう　がんばる歯科医院」

――鹿児島県鹿児島市　医療法人仁誠会あっぷる歯科医院

　変革前の歯科医院は，モノが溢れ，使い勝手の悪い技工・消毒室でした．
　「変えてよし！」と決まったら，シミだらけのカーペットを剥がし，フローリングマットを買ってきて，自分たちでどんどん改装していきました．
　まかせることが大切．きっと期待以上のことをやってくれます．

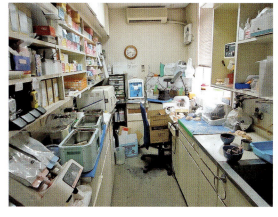

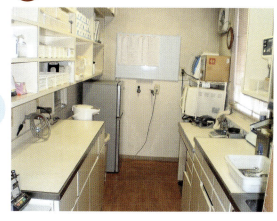

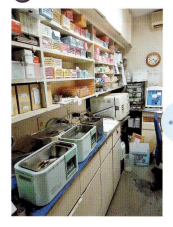

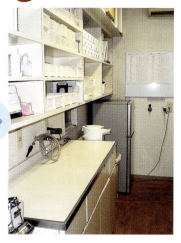

左側・技工コーナー

　場所をとっていた2台の超音波洗浄器は，1台破棄して消毒コーナーへ移動．
　オートクレーブも消毒コーナーへ．
　驚きの管理は模型．
　白いケースで統一し，キリっとしまった技工コーナーを作り上げました．

発想の転換　毎日のゴミどうしていますか

――大阪府大阪市　おかぞえ歯科医院

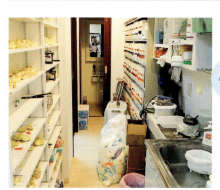
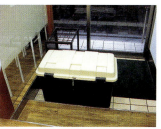
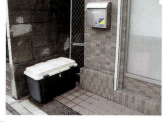

■都会の診療所はゴミ管理が難しい

　毎日のゴミが院長室の前に山積み．
　院長は毎日，そのゴミをまたぎながら仕事をしていました．大きなキャスターつきゴミ箱を用意し，昼間は外へ．夜は玄関に移動してゴミ管理をしています．清潔感はグーンとアップしました．

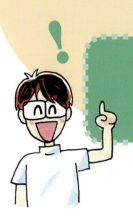

反省 歯科医院に起こりがちな 甘えの構造

職場で大切なのは，志を持って元気に素直に笑顔でいること．
そして，謙虚で感謝の気持ちを忘れないこと．

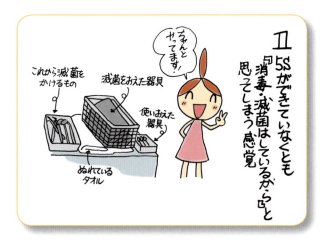

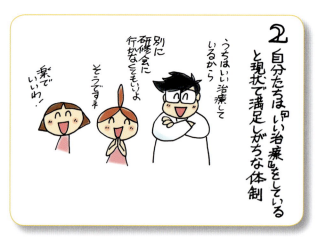

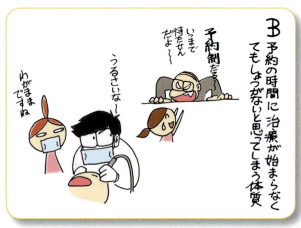

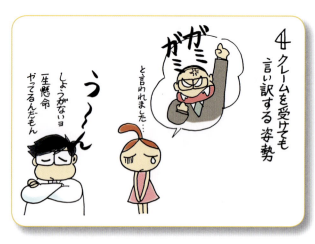

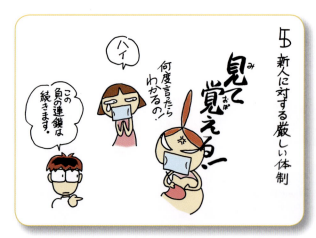

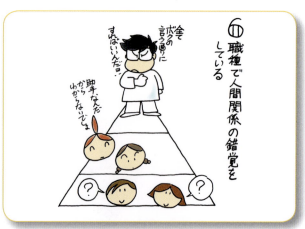

マンネリ化すると，自分たちはできている，やっていると錯覚します．
問題が見えなくなることが一番怖い!!

第3章
混乱からの脱出 担当部署別カイゼン
―カイゼンのポイント―

❻スタッフルーム活用編
本当のチーム力はここで決まる

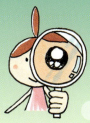

スムーズな診療の流れは　普段の会話で培われる
患者さんの前では　組織のことなど語れない
組織のための語らいは　スタッフルームの中にある

こうなっていませんか スタッフルーム

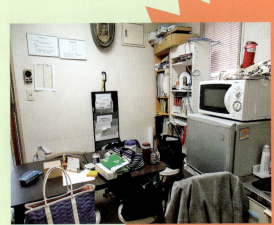

私物があると空間は乱れる

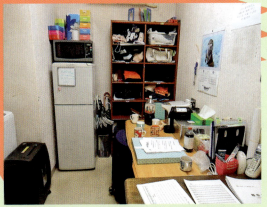

本棚がロッカーのかわりでは無理がある

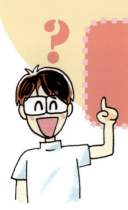

A 院長が入れる部屋になっていますか？

● なにがカイゼンポイントですか？

①	個人のものがロッカーに収めてありますか？	
②	会議室としての利用ができますか？	

① 個人のものがロッカーに収めてありますか？
――大阪府大阪市　医療法人恒生堂とみもと歯科医院，兵庫県相生市　利根歯科医院，徳島県吉野川市　医療法人きりの歯科クリニック

　歯科医院の多くは女性の集団です．

　その中でスタッフルームは，着替える，食事をする，休憩する場所となりますので，男性の院長ならばなかなか中へは入れません．

　着替える以外の時間は，全員で共有できる空間にする必要があります．

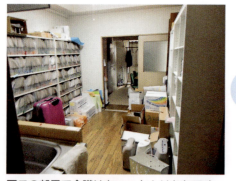
■この部屋で会議はちょっとムリかもです

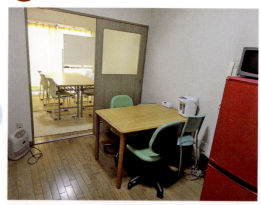
■同じ部屋とは思えません

さらなるカイゼンポイント

　ロッカーは与えられたものですが，私物ではありません．

　したがって，扉に勝手な装飾をしてはいけません．

　みんなで使う空間です．

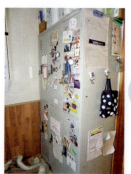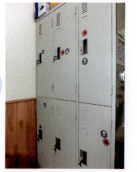

さらなるカイゼンポイント

　ロッカーに貼りたいものがあるならば，共有できる情報を視える化します．

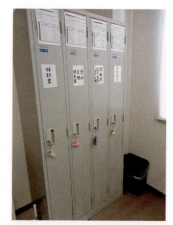
■当番と1年の目標が貼られています

②-1 会議室としての利用ができますか？ 【基本編】

——広島県安芸郡　医療法人誠和会クボ歯科クリニック

　スタッフルームは，基本イスと机にいたしましょう．

　座卓だと足を崩す，寝てしまうなど，リラックスしすぎの状態になりがちです．職場にはほどほどの緊張感があってよし．また，正座でのミーティングとなれば反省会のような重苦しい雰囲気になりがちです．

　だから，職場はイスと机が必要です．

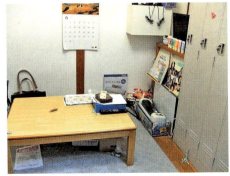
■家のように見えます

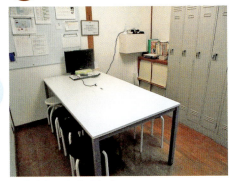
■仕事場になりました

②-2 会議室としての利用ができますか？ 【応用編】

——東京都千代田区　前島歯科医院飯田橋デンタルケアオフィス，滋賀県野洲市　医療法人社団小林歯科医院

　スタッフルームが倉庫化している場合，まずは茶色いダンボールを処分して，白いケースや白いダンボールに入れ替えます．それだけで空間がピリッとしまります．

　ちなみに，透明な収納ケースを使う場合，手前に白い紙を入れて，中が見えないようにしてみましょう．

　ポイントは「壁のように並べる」です．

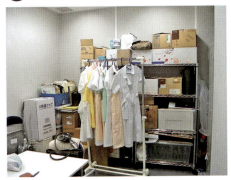
■まるで倉庫の中です

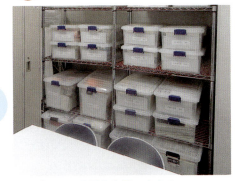
■整備された空間と意識できます

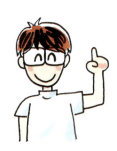

実はダンボールが茶色から白に変わるだけでイメージが変わります

見えすぎはよくない

　事務用窓付きキャビネットは中が見えすぎ．

　白い紙を貼ると違和感がなくなります．

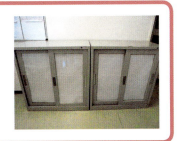

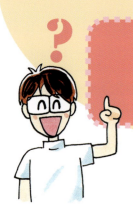
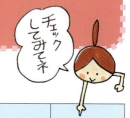

B 大切な情報が全員に伝わりますか？

● なにがカイゼンポイントですか？

| ① | 定期的な会議の開催がありますか？ | |

①-1 定期的な会議の開催がありますか？ 【基本編】

　1年間に何をすべきかを**戦略会議**で決まっていれば，毎月の**ミーティング**では予定通りにプロジェクトが進んでいるかを確認することが目的となります．

　日々の確認は**朝礼，前日打ち合わせ**で行いましょう．院長・チーフで話し合う**執行部会議**は少し未来を語る会です．ミーティングと同じにならないように注意しましょう．

　院長は，さらに未来を見据えるために，**専門家を交えた会議**で視野を広げます．それぞれの会議は目的が違うので，開催の間隔や参加メンバーが違います．

● 情報の周期

周期	①即時・日・週	②月・全体	③月・執行部	④月〜四半期	⑤四半期〜年
会議名	朝礼 前日昼打ち合わせ 全員	ミーティング 全員	執行部会議 院長 チーフ	3者会議 院長 税理士 社労士	戦略会議 決算報告 （税理士） 全員
内容	**即時必要** 日々組織内で情報共有され，業務が遂行	基本的事項の**確認**	**理念に基づく方針**を院長・執行部で明確化	**期間内での比較** **一般的情報との比較** 専門家のアドバイス	組織としての方向性を示す

さらなるカイゼンポイント

【ザイガルニック効果を知っておこう】

　ザイガルニック効果とは，一段落つくと落ち着くが，達成されていない途中のものは，ずっと頭を支配するという状態のことです．

　何かができていないと人は不安になります．たとえば，試験勉強しているとき，試験が終わるまでは勉強しなくては，と何度も頭に浮かびますが，試験が終わると同時にその意識から開放されます．

　近頃の研究では，ただ計画を立てるだけで不安が消えるということが分かってきました．ポイントは，誰が，時間（期間），場所，やるべきこと，などの内容です．

　日々，忙しいことでストレスを感じがちな私たちですが，計画を立てることで安心して仕事に臨むことができるようになるはずです．

①-2 定期的な会議の開催がありますか？ 【応用編】

組織を動かすためには計画が大切です．

しかし，その計画が立てられれば，担当者や当事者に権限委譲して，どんどん任せなければなりません．

「どうしたらいいですか」「やってもいいですか」の言葉が出ているときは要注意．

その度ごとに不安がつのり，ストッパーがかかります．ルールを決めたら任せましょう．

それぞれの会議が目的に合っているか，一度下の図でチェックしてみましょう．

現場は日々確認．しかし，方針は右上に位置しています．

あなたの歯科医院に情報の流れがあるかを，下図にしめし合わせてみましょう．

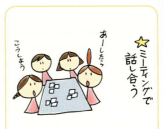
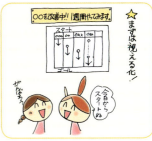
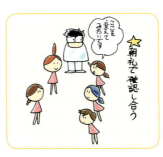
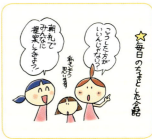

● 階層と情報の活用　例

階層	周期	①即時・日・週	②月・全体	③月・執行部	④月〜四半期	⑤四半期〜年
	会議名 担当	朝礼 前日の昼打ち合わせ	ミーティング 勉強会	執行部会議 院長・チーフ会議	3者会議 院長・税理士・社労士	戦略会議 決算報告（税理士）
方針	A トップ				・外部からの確認と報告（月・短期・社労士，税理士）・労働環境に対する整備（社労士）	・医療の在り方方針説明 ・理念による一年方針 ・外部からの会計報告（一年・税理士）・法律に則った体制確認（社労士）
方式・基準等の見直し	B 執行部（院長・チーフ・サブチーフクラス）			・プロジェクト進捗状況から予測 ・方針方向性の確認 ・徹底事項方針 ・問題分野の把握		
	C プロジェクトリーダー	・緊急周知徹底指示 ・プロジェクトの日々進行確認 ・計画予定日行動指示	・プロジェクトの問題確認・提案 ・プロジェクト計画的実施の確認			
実践・指示・確認	D 職種・全員 現場	・前日打ち合わせ ・前日報告 ・当日確認 ・強化項目の実施	・改善からのプロジェクトの立ち上げ ・チームでのプロジェクト協力 ・購入機器・器材説明			・戦略会議でのプロジェクト立ち上げ

> ### さらなるカイゼンポイント
>
> 【どれぐらいの間隔で計画を立てればいいのか】
>
> 勉強技術を向上させるためのプログラムを立てる実験が行われました（ロイ・バウマイスター）．
>
> ① 毎日，何を，いつ，どこで勉強するか細かく計画を立てる
> ② 毎日ではなく，月ごとに同様の計画を立てる
> ③ 計画を立てない
>
> ②で勉強したグループが良い成績を収め，しかも習慣付いたとされています．
>
> 1ヵ月の中で融通を利かせながら自由に動ける，という理由でした．
>
> したがって，歯科医院も必要以上にミーティングの回数を増やす必要はありません．1ヵ月に1回で十分です．

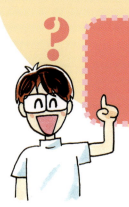

C 共有する情報が掲示してありますか？

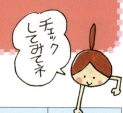

● なにがカイゼンポイントですか？

①	情報の掲示を代用品で済ませていませんか？	
②	情報を広く貼りすぎていませんか？	
③	情報を固定した位置で伝えていますか？	

組織としての情報は，全てホワイトボードに集約されます．

「これを見れば歯科医院が分かる」ぐらいの完成度の高い情報ボードにしなければなりません．

情報は，言って，聞いて，確認し，文字化して初めてスタッフ全員に伝わっていきます．

文字化されない情報は，「世間話」として個人で処理する情報です．

報告・連絡・相談の違い
- ●報告
  与えられた仕事の進行状況・結果を述べること
  ・基本計画されたことを，中間報告や最終報告で伝える．
  したがって，計画・予定されていないことに報告はできない
- ●連絡
  相手に通報すること，意思を通じ合うこと
  ・緊急連絡網に示されるように，基本一方通行の情報でよし
- ●相談
  疑問や不明瞭な点を解決するアドバイスを請うこと，お互いに意見を話し合うこと
  ・相談した結果は基本的に報告する

● 情報は日々間違って伝わる

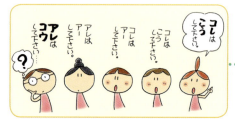

近頃はLINEで裏情報が行き交うときも…
職場での会話は基本は対面．LINEが使えるのは連絡のときだけです．

ホワイトボードに必要な情報

【組織の基本】	【日々の報告】
理念・組織図 プロジェクト表	ヒヤリハット・伝達事項 トレーニング
【月単位の計画・報告】	【案　内】
進捗長・議事録 新人育成計画	研修会 その他

● 情報は日々忘れ去られる

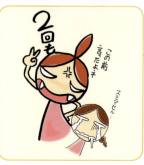

言った方は覚えていても，言われた方は，そうは覚えていないものです．

● 伝えるためには伝える手間と段取りが必要

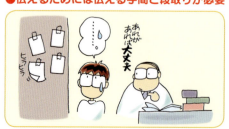

ホワイトボードに古い情報はダメ！

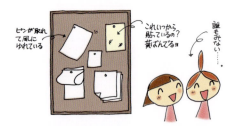

せっかく掲示するのだから，ルール化して使いましょう
古い情報は価値ナシ！
担当者を決め，処分ルールを作りましょう．

掲示物　　（例：誰が，いつ，どのように，処分）

| ●月●日まで掲示 | を | ホワイトボード係 | が | 月末に | その月に終えた古い情報 | を | 処分 | する |

※　コルクボードはダメ．ピンはなくなりやすいし，落ちたら危ない．

① 情報の掲示を代用品で済ませていませんか？

——大阪府枚方市　おきむら歯科

掲示物は，決まった所に決まった情報が，いつも掲示してあるが基本です．
代用品を使っていると，その考え方が甘くなります．

Before

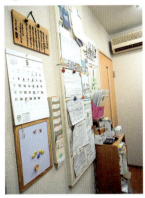
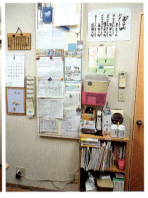

■配電盤に掲示している

After

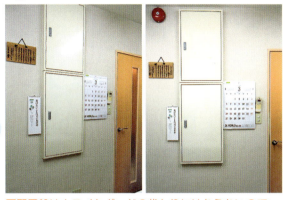

■配電盤はホワイトボードの代わりにはならないのではずす

配電盤ではホワイトボードの代わりにはなりません．
　片付けて，ホワイトボードを2面に設置．マグネット棒にはタイトルをつけて場所を固定化させています．
　古い情報は残らないように，ルールを決めて破棄しています．

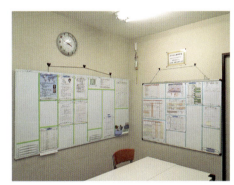

■ホワイトボードを設置して情報は集める

さらなるカイゼンポイント

——石川県金沢市　医療法人社団ハッピー歯科医院

Before

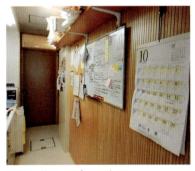

■掲示物いっぱいの廊下

After

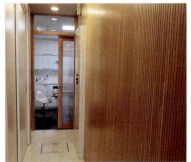

■取り外してプチ改築．それだけですがすがしくなる

【情報は掲示する場所を選ぶ】

　廊下にホワイトボードは難しい．
　人が見える範囲は，中心から30度．楽に見えるのは15度しかありません．
　廊下の幅は120cm．廊下の中央に立つと見える範囲は70cm幅ですが，楽に見えるのは32cmしかありません．
　歩きながら読まなければならないので，ホワイトボードから掲示物ははみ出してまとまりがなくなります．

●眼球の両眼視野（水平）

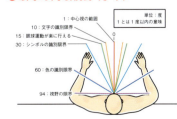

103

② 情報を広く貼りすぎていませんか？

――滋賀県野洲市　医療法人社団小林歯科医院

ホワイトボードの活用がよいからといっても，ただ広く使うだけでは情報は分散されてしまいます．

視界に無理なく入る範囲で掲示しましょう．

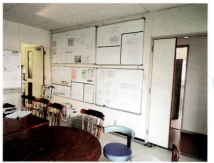
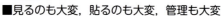
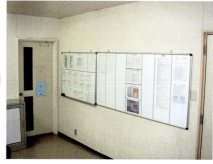

■見るのも大変，貼るのも大変，管理も大変　　■一列で十分な情報量は確保できる

さらなるカイゼンポイント

首を上下させるほどの位置にホワイトボードを設置する必要はありません．

設置の高さにも注意しましょう．

●眼球の両眼視野（垂直）

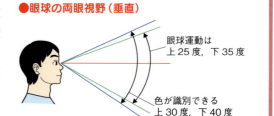

眼球運動は
上25度，下35度

色が識別できる
上30度，下40度

③ 情報を固定した位置で伝えていますか？

――徳島県吉野川市　医療法人きりの歯科クリニック

分野別に掲示物を分けている歯科医院もあります．

情報は，重要度と緊急度によって伝え方が違ってきます．だから，掲示する場所がそれによって違います．

毎日見るべきものならば，一番見えやすい固定位置に掲示して，自然と見える，意識的に見せる工夫が必要です．

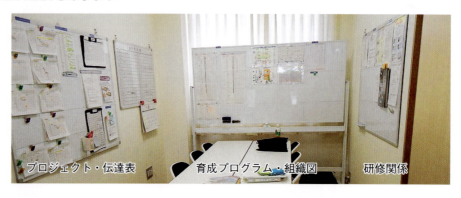

プロジェクト・伝達表　　育成プログラム・組織図　　研修関係

さらなるカイゼンポイント

――石川県金沢市　医療法人社団　ハッピー歯科医院

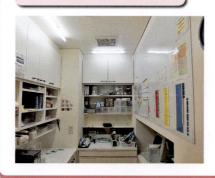

【ホワイトボードも進化している】

以前，重たかったホワイトボードは，改良されて軽量化しています．

マグネットシートが出てきたことや，壁紙そのものにマグネットが付けられるモノも販売されています．

場所に合わせて選ぶことも必要です．

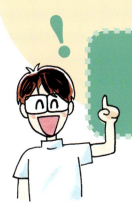

掲示物ひとつで
歯科医院の資質がわかります

内部資料の掲示が乱れている歯科医院では，患者さんへの掲示物も乱れています．
いつの間にかマヒしてしまった感覚は，意識しないと変えられません．
あなたの歯科医院，大丈夫ですか？

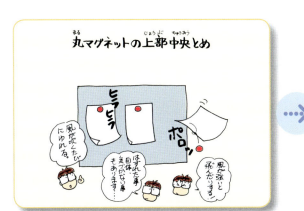

■「とりあえず貼っとこ」という気持ちが出ていれば，「とりあえず見とこ」となるのです

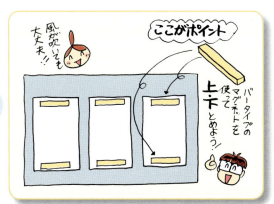

■「しっかり見てネ」と絶対曲がらず掲示できます．バータイプマグネットの色は基本「白」

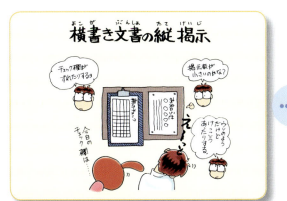

■読んでもらいたい気持ちがなければ，ただ置いてあるだけの情報です

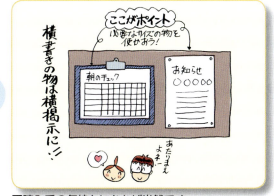

■読み手の気持ちになれば当然です

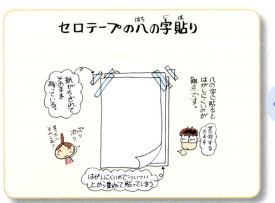

■診療室の玄関ドア，結構セロテープの跡がついています．八の字貼りです

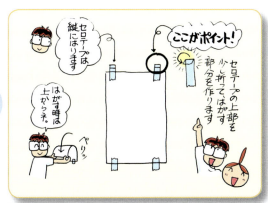

■貼るときに，はがすときまで考えて賢く行動します

第3章
混乱からの脱出 担当部署別カイゼン
―カイゼンのポイント―

❼ 特別編
院長室もきれいですか？

トップの部屋が汚れていると
明るい未来は描けない
書類整理は優秀な
受付秘書がお手伝い

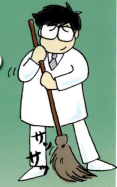

スタート！

受付でチェック
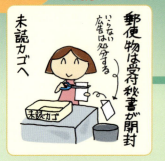

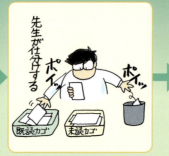

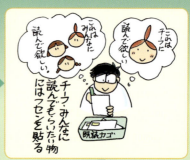

大切な書類は
ファイリング

――滋賀県野洲市　医療法人社団
小林歯科医院

チーフの活躍　残りの書類
はチーフ
（担当者）へ

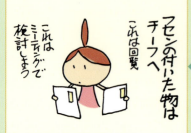　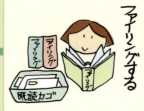

支払い関係・同窓会・スタディグループ
・銀行・行政・保健所・歯科医師会

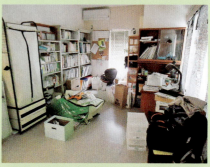

■モノが溢れた院長室
こんなときには悩んでる，困ってる

ミーティングで
検討　　　　回覧で確認

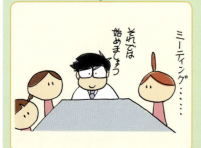　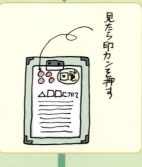

議事録に
のったら処分　　早めに処分

終わったら処分　ゴ〜ル！

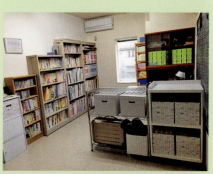

■先生，スッキリされましたね
志と明るい未来が見えます

第4章
協力しあって仕事をする

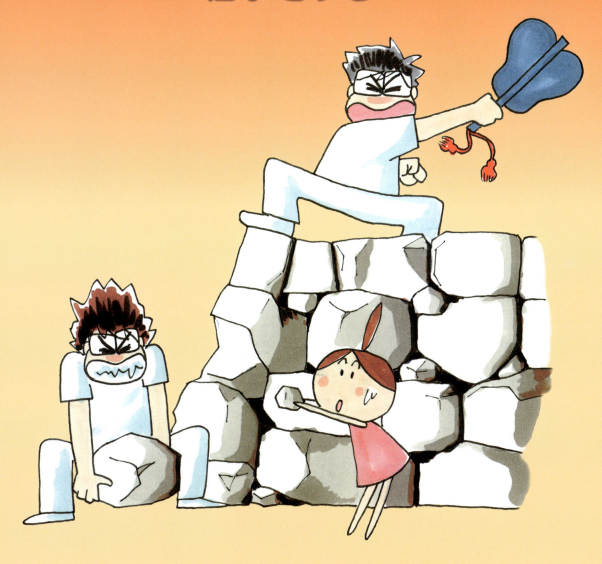

チーム一丸体制は
よりよい歯科医療サービス提供のための礎
大きな力を発揮できる人があれば
小さな隙間を埋めて助けてくれる人もいる
その絶妙なバランスが
強い組織を作って行く

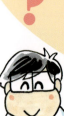

ビクっとしますその言葉

「先生，ちょっといいですか？」

『「先生，チョッといいですか」と言われたらロクなことがないんだヨ』
と先生方は言われます．
こんな時にはだいたい「辞めたいんですが…」「休みたいんですが…」の相談です．
　「結婚するんですけど…遠距離だったんで」
　「子供ができて…」
おめでたいことなのに，歯科医院のことを思ったら喜べない自分がいて悲しいと嘆かれるのでした．
すぐにヒトの補充がきく時代ではありません．だからこそ，「1人多いけれども…」その余裕のある1人分の労力を全員の力で，雇えるように努力するしかありません．
どうすればいいのか．
プロの方々に協力を仰ぎます．この方々も含めてチーム一丸体制としての歯科医院です．

●歯科医院を守ってくださるプロ集団

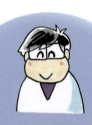
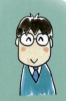

1年に1回は，スタッフも含めて全体会議をすることをお薦めしています．客観的にお話しして頂けます．

税務に関する専門家
人を増やす，
大きいものを買う時
など，相談にのって
下さいます．

お金の事は税理士さん

労務のことは社会保険労務士さん

労働や社会保険に
対する専門家
雇用，労働に対する
助成金の申請を
お手伝い下さいます．

助けて下さるプロ
コンサルタント
セミナー講師
フリーランス

歯科医院

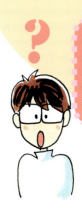

本当ですか？本気でおっしゃっていますか？

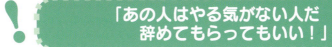

「あの人はやる気がない人だ　辞めてもらってもいい！」

歯科医院は女性の集団です．

女性がいつでも全力で働くことは大変なことです．

結婚，出産，育児，介護と，人生の節目は，いつでもあると覚悟しなければなりません．

仕事に集中して，全力で働ける時期は20代の若い時です．40～50代は環境は整っていますが，更年期で体調は不安定です．

そう考えると，みんなで互いに助け合い，協力し合って，歯科医院全体の人的資源を確保するしかありません．

仕事に対して手を抜こうと思いながら働いている人などいないのです．

何らかの支障があって，100％の力が出せないでいるのなら，2人か3人で1人の力として，働いて頂ければ良いだけのことです（ワークシェアリング）．

だから，歯科医院を辞めないで，助け合う体制を作っていきましょう．

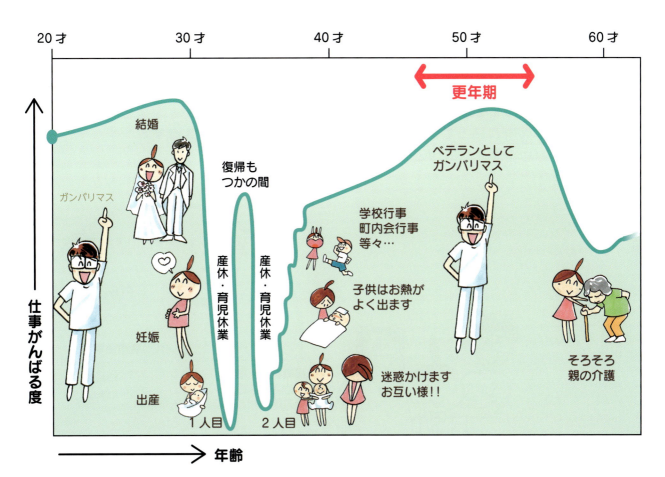

厚生労働省のいきいき働く医療機関サポートweb（いきサポ）をご紹介致します．
iryou-kinmukankyou.mhlw.go.jp
このサイトでは医療機関の勤務環境改善に役立つ各種情報や医療機関の取組み事例を紹介しています．取組みを進めるための情報としてご活用下さい．

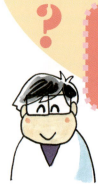

いつも「スタッフがいない…」と言われる歯科医院さんへ

細くとも永く勤められる歯科医院へ変わりましょう

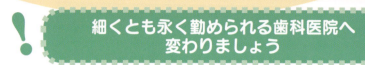

生産年齢人口が減っている日本では，「求人を出しても，なかなか来てくれない時代」に突入しています．
新しい人を入れるということは，大変な労力を払います．
人が組織にいてくれる仕組みができているのか，再度チェックしてみましょう．

新人が入ってきたときに混乱はないですか？

- 担当者になったときに対応できますか？
- マニュアルがありますか？
- 育成プログラムがありますか？

産休，育休がとれますか，その後に復帰できますか？

- 産休，育休に入るまでの段取りは大丈夫ですか？
- 産休，育休から復帰するまでの段取りは大丈夫ですか？

有給休暇がとれますか？

- 診療に迷惑をかけずに組織全体でとれる体制ができていますか？
- 有給はあってない時代（あっても取ることがむずかしい）はすでに終わっています．
  体力，気力を保つ環境は大切です．

困ったときに協力できる
そんな組織にしないといけない
少し余裕のある組織
その余裕は，私たちが
作らなければ出てこない

組織は人なり
人あっての組織なり

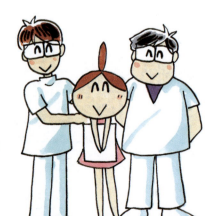

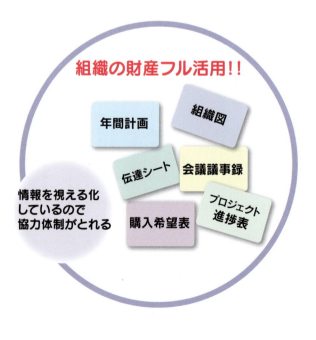

組織の財産フル活用！！

年間計画／組織図／伝達シート／会議議事録／購入希望表／プロジェクト進捗表

情報を視える化しているので協力体制がとれる

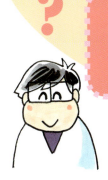
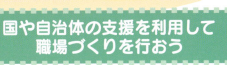

できるのだろうか？そんなこと

国や自治体の支援を利用して職場づくりを行おう

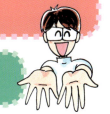

職場が，ワーク・ライフ・バランスを考え，仕事と生活のバランスよい生き方を提供できるように，国や自治体による支援が設けられています．

社会保険労務士さんとのお付き合いは，組織内部の成長安定につながり，さらに外部社会との関わりを強くします．

支援制度は毎年変わりますので，その都度確認してみましょう．

詳しくは「雇用関係助成金」で検索してください

http://www.mhlw.go.jp/seisakunitsuite/bunya/
koyou_roudou/koyou/kyufukin

| 雇用関係助成金 | 検 索 |

●専門的な知識および技能を習得させるための計画的職業訓練や人材育成制度を導入した場合の助成金

人材開発支援助成金	
1．特定訓練コース	
・労働生産性向上 労働生産性の向上に資する訓練	・OFF-JT 経費助成：45（30）% 賃金助成：760（380）円 ・OJT＜雇用型訓練に限る＞ 実施助成：665（380）円
・若年人材育成訓練 採用5年以内で，35歳未満の若年労働者への訓練	
・熟練技能育成・承継訓練 熟練技能者の指導力強化，技能承継のための訓練，認定職業訓練	
・グローバル人財育成訓練 海外関連業務に従事する人材育成のための訓練	
2．一般訓練コース 特定訓練コース以外の訓練	・OFF-JT 経費助成：30% 賃金助成：380円

●非正規雇用労働者の正社員化，人材育成，処遇改善の取り組みに対する助成金

キャリアアップ助成金	
1．正社員化コース	
正規雇用労働者等に転換または直接雇用した場合 （多様な正社員：短時間正社員等を含む）	一人当たり 有期→正規：57万円 有期→無期：28.5万円 無期→正規：28.5万円
2．人材育成コース	
有期契約労働者等に次の訓練を実施した場合 （一般職業訓練：育児休業中，中長期キャリア形成訓練を含む）	賃金助成：760円 経費助成 限度：10万円 （100時間未満）

●職業生活と家庭生活の両立支援や女性の活躍推進に取り組む助成金

両立支援等助成金	
1．出生時両立支援コース 男性労働者が育児休業を取得しやすい職場風土作りのための取組みを行い，男性労働者に一定の育児休業を取得させた事業主に助成	・育休1人目：57万円（72万円） ・育休2人目以降：14.25万円（18万円）
2．介護離職防止支援コース 仕事と介護の両立に関する職場環境整備の取組みを行い「介護支援プラン」を作成し，介護休業の取得・職場復帰または働きながら介護を行うための勤務制限制度の利用を円滑にするための取組を行った事業主に助成	・介護休業利用：57万円（72万円） ・介護制度利用：28.5万円（36万円）
3．育児休業等支援コース 「育休復帰支援プラン」を作成し，プランに沿って労働者に育児休業を取得，職場復帰させた中小企業事業主に助成	・育休取得：28.5万円（36万円） ・職場復帰：28.5万円（36万円） ・育児取得者の職場支援：19万円（24万円） 　…職場復帰時に加算して支給
4．再雇用者評価処遇コース 妊娠，出産，育児または介護を理由として退職した者が，就業が可能になったときに復職でき，適切に評価され，配置・処遇される再雇用制度を導入し，希望する者を採用した事業主に助成	・再雇用1人目：38万円（48万円） ・再雇用2～5人目：28.5万円（36万円）
5．女性活躍加速化コース 女性活躍推進法に基づき，自社の女性の活躍に関する「数値目標」，数値目標の達成に向けた「取組目標」を盛り込んだ「行動計画」を策定して，目標を達成した事業主に助成	・加速化A：28.5万円（36万円） ・加速化B：28.5万円（36万円） 　…女性管理職比率，基準値以上上昇 　47.5万円（60万円）

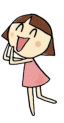

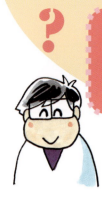
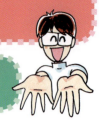

「見て覚えろ」と言っていませんか？

新人の混乱をなくすためには準備がいります

新人が入る時には段取りがあります．

スタッフの中には，いつの間にか人が増えたと思う人もいるでしょうが，人を増やすにはいろいろな人々の手間と努力を必要とします．その上での新たなご縁です．

仲間として新人を大切に育てましょう．

担当者になったときに対応できますか？

●新人社員募集～入社までの段取り

ステップ	プロジェクト名	担当者	4カ月前（　月）	3月前（　月）	2カ月前（　月）	1カ月前（　月）	入社月
第1ステップ 人員補充の必要性	増員を基本とするが，メンバーの退社表示の場合，正式手続きは，別紙退職時の対応にて記載	院長・チーフ					
	現状の把握と提案	ミーティングによる日々の分析					
	現状での増員への必要性の把握…分析	チーフ					
	専門家への相談（資金・労務）	院長・税理士・社労士					
	執行部会議での方向性の一致	院長・チーフクラス執行部					
第2ステップ 人員補充の 全体周知と準備	ミーティング会議での周知	全員会議					
	礼節の強化（電話対応等）	礼節担当者					
	人員補充条件の確認（職種・人数・勤務時間・給与・望む人材）	執行部					
	人員補充による損益分岐点の確認	院長・税理士・チーフ					
	求人・見学・面接担当者の決定	プロジェクトリーダー					
第3ステップ 求人の開始	求人手続き先の検討（ハローワーク・学校・求人会社・地元広報誌・雑誌等）	求人担当者					
	ホームページでの募集	ホームページ担当者					
	求人書類の取り寄せ	求人担当者					
	求人書類の書き込み	求人担当者					
	求人書類の提出	求人担当者					
第4ステップ 見学の準備と実施	見学申し込み書受理	見学担当者					
	履歴書等の受け取り	見学担当者					
	見学日の設定	見学担当者					
	見学日の連絡（文書が基本）	見学担当者					
	見学に関しての本人への連絡（日時・準備物の指示）	見学担当者					
	見学の実施（当日説明者）	見学担当者					
第5ステップ 面接・試験の 準備と実施	面談・試験日時の設定	面談担当者					
	面談・試験日の連絡…準備物等…（文書が基本）	面談担当者					
	面談での質問事項	面談担当者・院長・チーフ					
	面談での記入用紙準備（歯科医院側）	面談担当者・院長・チーフ					
	筆記試験用紙の準備	面談担当者					
第6ステップ 選考	筆記試験と面談による結果の集計	面談担当者					
	選考	院長・チーフ（執行部）					
	選考結果通知（採用・不採用通知）	面談担当者					
	内定意思確認	面談担当者					
第7ステップ 書類手続き	求人機関への求人中止の連絡	求人担当者					
	労働に関する書類整備（年金手帳・雇用保険被保険者証・源泉徴収票）	チーフ・求人面談担当者・社労士					
	契約に関する書類整備（履歴書・誓約書・身元保証書・住民票「本籍地除く」等）	チーフ・求人面談担当者・社労士					
	勤務に関する書類整備（給与振込同意書・勤務通路図・緊急連絡先・資格証の写し）	チーフ・求人面談担当者・社労士					
第8ステップ 受け入れ準備	白衣・シューズ・名札等の個人に支給するもの準備	チーフ・求人担当者					
	ロッカー・事務用品の準備	チーフ・求人担当者					
第9ステップ 新人教育 具体的育成は 別プロジェクト	理念説明	院長					
	育成担当者による個人の強みの聞き取り	育成担当者・チーフ					
	新人の実力把握	育成担当者・チーフ					
	育成順番の策定	院長・育成担当者・新人					
	育成開始	育成担当者・スタッフ					

開始と終了を明確化します．
計画段階でまず計画を橙色 → で示す．できれば青 → で上書きする．できない場合赤 → で上書きする．ずれてもできれば青 → を足す．できれば各ステップは色が付いた時期までに行うと混乱が少ない．
ここでいう執行部とは，院長・チーフ・サブチーフ・リーダー等を示す．

（社会保険労務士／松坂文則・デンタルタイアップ監修）

だいたいの時期で色が入っているので
実際の計画と実施は色別矢印で示しましょう
1つずつを確実に進めよう

マニュアルはありますか？

新人育成にマニュアルは必要です．歯科医院で行っていることを一度は文字に起こしてみましょう．
新人が入る前に現状に合っているか，見直しておきましょう．

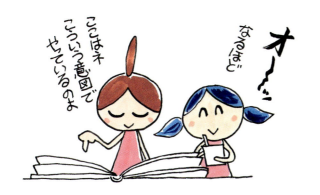

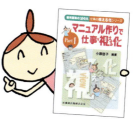

マニュアルを使った育成は
この本を見て下さい

育成プログラムはありますか？

マニュアルの内容を，誰がいつまでに何をどのように教えるかを決めるのは育成担当者の仕事です．
この担当者は調整する係ですので，全部教える人ではありません．新人は全員協力体制のもと育てていきましょう．

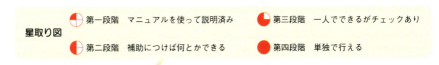

星取り図
- 第一段階　マニュアルを使って説明済み
- 第二段階　補助につけば何とかできる
- 第三段階　一人でできるがチェックあり
- 第四段階　単独で行える

一目で教育がどこまで進んだか
わかるように星取り図を使います．

新人M子さん　育成プラン

凡例　計画橙　実践青（計画通り）　赤（遅れ・超過）

No	大項目	業務名称	担当	合格	時期 (4)月 (5)月 (6)月 (7)月 (8)月 (9)月 (10)月	備考
A	礼節	挨拶・患者誘導（医療人としての接遇）	Aさん	●		
A	礼節	身だしなみ（医療人としての常識）	Aさん	●		
C	診療準備	診療室・コンプレッサー・空調・消毒・補充・技工物	Bさん	●		
C	診療準備	ユニット周り	Bさん	●		
C	診療準備	消毒の流れ	Bさん	●		
E	受付業務	朝の準備	Bさん	●		
E	受付業務	昼の片づけ	Bさん	●		
E	受付業務	帰りの片づけ（集計を含む）	Bさん	●		
A	礼節	スタッフとのコミュニケーション	Aさん	●		
B	診療室の管理	診療室内棚の見取り図（保管場所を含む）	Cさん	●		
B	診療室の管理	消毒コーナーの見取り図（保管場所を含む）	Cさん	●		
B	診療室の管理	石膏室の見取り図（保管場所）	Cさん	●		
B	診療室の管理	ユニット（電源・スイッチ・インスツルメントの作動）	Cさん	●		
B	診療室の管理	キャストの配置と整理（要写真あるいは見取り図）	Cさん	●		
B	診療室の管理	キャビネット横の引き出し内の機材の所定場所		⊕		

少し時期がずれましたが教育は
終わっていることを示しています

計画は橙色で示します．できたら青，できなかったら赤を入れます．

育成する項目はマニュアルに準じます．
70～130項目ぐらいになるでしょう．
教える順番は 重要度 × 簡易度で重みづけ
をして点数の高いものから教えていきます．時には
本人 ＋ 院長 ＋ 育成担当者 の点数により
順番をかえることもあります．
全くの新人と転職組は，違っていて当然です．

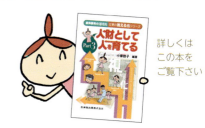

詳しくは
この本を
ご覧下さい

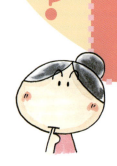
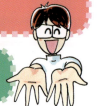

「子供ができたからムリ」って言っていませんか？

協力しながら段取りよく産休・育時休業に取り組もう

産休育児休業は，国が定めた私達の権利です．しかし，歯科医院に申し出ても「……」となってしまうこともあるでしょう．

これは院長先生の決断ではなく，スタッフ全体の課題なのです．皆さんで考えて行動してみましょう．

● 〈例〉歯科衛生士が産休・育児休暇に入る場合

段　階	プロジェクト	具体的動き	プロジェクト担当者	全体調整（チーフ）
第1段階 普段から，女性が協力して働くという環境づくりと意識	院長の理念	院長が少し先の未来をイメージして，理念の基に組織としての体制をいつも語る	院長	
	問題点の抽出	問題が有れば言える組織としての仕組み・ミーティング・ヒヤリハットを出す仕組み	医療安全担当者	
	意識統一	互いに協力し合うという日頃からの体制	チーフ	
	現在やっていることのマニュアル化	何時，何があるか分からないので，マニュアルは必須．ヒヤリハットの度に追加・修正・改訂	マニュアル担当者	
	情報の共有	朝礼での情報徹底　普段から普通の話ができる関係づくり	チーフ	
	目標の設定（プロジェクト）	問題解決のシステムとプロセスを整理するシステム導入	執行部・引き継ぎプロジェクト担当者	
第2段階 全DH 診療の基本 個々レベル確認	DHの指導内容の統一　基本テキスト	マニュアルを熟知し，全スタッフの実力を組織として把握する　　歯科医院としての技術・知識・態度の合格ラインを明確化し，個々の成長を促す事を基本と考える	育成プロジェクト担当者	
	プロービング知識・技術・時間			
	スケーリング知識・技術・時間			
	プラークスコア知識・技術・時間			
	レントゲン知識・技術・時間			
	機械的歯面清掃知識・技術・時間			
	口腔内写真知識・技術・時間			
	ルートプレーニング知識・技術・時間			
	保険点数の理解　流れと仕組み			
	その他必要と思われるDH業務			
第3段階 引継の混乱回避	担当患者変更の基本方針	妊娠した本人の意向を汲んで全体へ協力体制で取り組む説明	院長	
	担当者患者の明確化	自分が担当する患者一覧を受付で印字…把握しておく	本人	
	DHの治療の流れの確認	治療計画と治療予定の混乱がないかを再確認	本人	
	DH業務記録の整備と確認	業務記録・写真・検査用紙等の確認	本人	
第4段階 本人から新担当者への患者説明	担当患者変更の基準	治療難易度・相性に応じて振り分け基準を示す	チーフ・本人 育成担当者	
	引継ぎ時間確保の方針決定	担当者が混乱しないように，時間確保で調整（昼休み等あり）	引き継ぎプロジェクト担当者	
	患者説明の時間の確保	本人と新担当者との情報の引き継ぎの開始	本人・新担当者	
第5段階 患者さんへの挨拶と移行	新担当者の患者数増加に伴う柔軟性	対応能力の強化　意識向上…忙しくなることへの覚悟	新担当者 引き継ぎプロジェクト担当者	
	DHの紹介	スタッフ紹介等で，○月から産休・育児休暇に入るため…の文面を追加，	受付	
	予約簿の改正	担当者の引き継ぎ段階で，受付簿にも記入	受付	
	患者さんへの直接DHの引き継ぎ紹介	挨拶・時間を共有し，口腔内を確認する	本人・新担当者	
	業務記録・診察券・リコールはがき等での担当者変更	名称が入っているものの変更を徹底	本人・受付・新担当者	
第6段階 引継後の確認	未引き継ぎ患者のリコール対応	基本方針に従って対応する	受付・新担当者	
	分析（数・継続・キャンセル・点数等）	全体としての数字を一つの評価として使用する	チーフ・受付	

114

※ 本人とは，妊娠して産休・育児休業を予定している者．執行部とは，院長・チーフに加えて組織の中間にいるメンバーを示す．育児休業を取得するスタッフが出た場合には両立支援等助成金の対象となる場合があるので，都道府県労働局に相談する．
※ 産休・育児休暇に入るスタッフ数減少への対応として，人材募集する場合は，そのタイミングを十分にはかってから求人を行う．その場合，新人育成がこの進捗と同時に動くので注意する．
※ 休暇中に年末調整を行う場合，必要書類の取り付けに注意する．
※ 多胎妊娠の場合は産前休業は98日．

	妊娠2カ月 (月)	妊娠3カ月 (月)	妊娠4カ月 (月)	妊娠5カ月 (月)	妊娠6カ月 (月)	妊娠7カ月 (月)	妊娠8カ月 (月)	妊娠9カ月 (月)	出 産 (月)
本人体調	妊娠判明	**妊娠初期**→ つわり，嗜好の変化，眠気，頻尿，便秘		**妊娠中期**→ 安定期			**妊娠後期**→ 母体への負担が増 貧血や妊娠高血圧症候群に注意		
		妊娠23週まで 4週に1回の定期健診開始			**妊娠24-35週** 2週間に1回の定期健診	社会保険料等の控除手続き 復帰時期の確認		**妊娠36週** 週に1回の定期健診	出産育児一時金 育児休業給付金 出産手当金手続き（健康保険によって異なる）
	平素からの地道な取組み	歯科医院に報告 仕事を続ける意向表明	プロジェクト引き継ぎ準備開始		患者さんへの挨拶・引き継ぎ開始	出産手続き打ち合わせ 必要書類入手	休業前最終確認 休業中連絡方法確認	産前産後休業開始（産前6週・産後8週）	歯科医院へ出産報告

(社会保険労務士／松坂文則・デンタルタイアップ監修)

子供が小さいから働くなんてムリって思っていませんか？

組織にとっても成長のチャンス!!

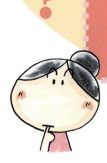

女性が全力で働ける時期は限られます．
協力しながら細く，永く，バランスよく仕事を続けていきましょう．
復帰するために歯科医院では，いろいろな準備を進めてくれています．感謝の気持ちも忘れずに!!

● スタッフが産休・育児休暇から復帰する場合

段階	プロジェクト	具体的動き
第1段階 産前産後休暇 歯科医院や 公的機関との関係	公的手続き（住民税）	本人に産前産後・育児休業中の住民税を知らせる．前納か延滞にするかを選択してもらう．1年猶予あり．その場合職場復帰後に延滞金として支払う．延滞金は1/2相当額の免除
	公的手続き（社会保険料免除）	厚生年金保険料の免除…産前産後休業取得者申出書→日本年金機構各地年金事務所
	公的手続き（社会保険料変更）	育児休業終了後に報酬が下がる場合…被保険者が事業主経由厚生年金保険養育期間標準報酬月額特例申出書→日本年金機構各地年金事務所
	公的手続き（健康保険料）	健康保険料の免除（歯科医師国保は原則免除なし．加入歯科医師国保に要確認．）
第2段階 協力して 働くという 環境づくりと意識	産休中の状況報告	出産予定日前に出産した場合，歯科医院に連絡
	院長の理念	院長が少し先の未来をイメージして，理念の基に組織としての体制をいつも語る
	日々の継続したカイゼン	休暇中のメンバーがいても，耐えられるだけの体制を作る
	出産報告	朝礼等で情報を共有する
	お祝い等の確認・準備・実施	歯科医院でのお祝いは，規約・内規等に準じて対応（個人対応については，自主性）
	オーバーワークに なっていないかの配慮	ヒトの補充の必要性確認・業務停滞部署の再点検
	アルバイト・パート・ 常勤補充の検討と実施	ヒトの補充が必要な場合
	患者数の調整	人員不足の場合，考慮する必要がある場合がある　　最後の手段
第3段階 復帰に向けての 準備	産休あけの確認	出産後の挨拶・今後の確認
	育児休業の歯科医院への届出	厚生労働省令により，育児休業申出書を提出（基本1歳まで） （開始予定日の1カ月前）…歯科医院から育児休業開始予定日を指定する場合もあり
	休業取扱通知書を本人に提出	育児・介護休業法により，休業取扱い通知書の提出（育児休業申出書から2週間以内）
	育児休業の取得手続き	復帰時期の予測（育児休業給付金等の手続き）
	育児休業中の所得保障	雇用保険による育児休業給付金の申請
	復帰の条件確認	復帰時期・1日8時間労働・週40・44時間・就労時間・育児時間・フレックスタイム・時差出勤制度・等
	所定労働時間短縮	3歳に満たない場合，本人の希望より6時間労働可能
	所定外労働の免除	本人の希望により，3歳に満たない場合，職場の配慮
	看護休暇	小学校就学までは年5日，2人以上の場合年10日の休暇
	両立支援制度の助成金の活用	両立支援助成金（育児休業等支援コース）
	職場復帰のための助成金の活用	人材開発支援助成金（特定訓練コース・一般訓練コース）
第4段階 復帰	復帰の確定	全員に告知
	復帰前の準備	白衣・ナースシューズ・名札・ロッカー等
	復帰当日	挨拶　・全体へ協力体制とる事へのお願い
第5段階 全DH 診療の基本 レベル確認	DHの指導内容の統一　基本テキスト	休業中のカイゼンによるマニュアル訂正を確認して，復帰後の業務をスムーズにする ベテランであっても，歯科医院としての技術・知識・態度の合格ラインを確認して，自信を持って対応できるように再教育を行う
	担当患者対応のための知識・技術・態度・時間	
	保険点数の理解　流れと仕組み	
	新規機器・薬剤等の使用方法の理解	
	その他必要と思われるDH業務	
第6段階 引き継ぎの混乱回避	担当患者の基本方針	担当患者への復帰か新規かの選別　・基本を示す
	担当患者の引き継ぎ	担当する可能性のある患者一覧を受付で把握
	患者への直接確認	本人復帰前に，担当者は，患者に直接自分が担当させて頂けるか確認
第7段階 患者さんへの 挨拶と移行	予約簿の改正	担当者の引き継ぎ段階で，受付簿にも記入
	患者さんへのDHの引き継ぎ紹介	挨拶・時間を共有し，口腔内を確認する
	業務記録・診察券・リコール はがき等での担当者変更	名称が入っているものの変更を徹底
第8段階 引き継ぎ後の確認	未引き継ぎ患者のリコール対応	基本方針に従って対応する
	分析（数・継続・キャンセル・点数等）	全体としての数字を一つの評価として使用する

- 育児休業期間中，看護休暇等の賃金はなし．ノーワーク・ノーペイが原則． ただし，社会保険料（厚生年金，協会けんぽ）は歯科医院分も含めて免除．
- 育児休業は，基本1歳までだが，保育園等の関係で勤務困難の場合は，1歳6か月まで事業主に申し出ることで休業できる．
- 3歳未満は，本人の希望があれば，1日6時間短時間勤務が可能　●年金事務所とは，日本年金機構各地年金事務所を示す．

本人の準備	出産前	出産直後	出産後2カ月	出産後3カ月	出産後4カ月	復帰前3カ月	復帰前2カ月	復帰前1カ月	1歳復帰後1カ月	復帰後2カ月	復帰後3カ月
育児関連対策		産休あけ出社の場合は，●保育園等の手続 福祉事務所等に申出（あずける所を探す）	産前・産後休業終了	●産前産後休業からの復帰 育児休業に入る人もあり	慣らし時期 子供の夜泣き 子供の病気等で体調を崩しやすい	復帰準備	保育園入園準備	保育園確保 慣らし 保育開始 協力者の確保	ワークライフバランス	ワークライフバランス	ワークライフバランス
行政 保険等 手続き		●出産手当金用紙はダウンロード可能 ●出産育児一時金 出産した病院で手続き（健康保険により異なる）	●勤務先支給がない場合 歯科医師国保は要確認．出産病院と歯科医院に記入をお願い→歯科医院か協会けんぽに提出 出産前42日(多胎妊娠98日)後56日休業分標準報酬日額2/3支給	●育児休業給付金 労働局・ハローワーク窓口　歯科医院で対応 育児休業180日間休業前賃金67% 6カ月経過後から50%原則，2か月毎支給				●規約の確認	●育児休業給付金の終了 ●公的復帰手続き		
プロジェクト担当者		平素からの地道な取組み	歯科医院に報告 受入体制整備	受入体制	協力体制		平素からの地道な取組み	受入体制整備	受入体制	協力体制	

プロジェクト担当者行：

- 前納の場合・本人→歯科医院 延滞の場合・本人→地方自治体
- 歯科医院・社労士→年金事務所
- 本人・歯科医院・社労士
- 本人・歯科医院・社労士→健康保険組合
- 本人・家族
- 院長
- 全員体制
- チーフ
- チーフ・幹事
- チーフ
- 院長・チーフ→ハローワーク等
- 院長・チーフ・受付
- 本人・チーフ
- 本人→歯科医院
- 歯科医院→本人
- チーフ・社労士
- 本人・雇用保険
- 本人・社労士・院長・チーフ
- 院長・チーフ・社労士
- 院長・チーフ・社労士
- 院長・チーフ・社労士→労働局
- 歯科医院・社労士→ハローワーク
- 院長・チーフ
- チーフ
- 本人・院長・チーフ

復帰プロジェクト担当者：

- 院長・チーフ復帰プロジェクト担当者
- 受付・本人・担当者
- 担当者
- 受付
- 本人・新担当者
- 本人・受付・新担当者
- 受付・本人・担当者
- チーフ・受付

がんばります　自信ないけど　応援します！

（社会保険労務士／松坂文則・デンタルタイアップ監修）

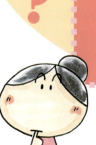

有給休暇とれますか？

1人休んでも医療の質を落とさない体制にしよう

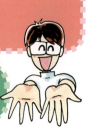

働く環境は自分たちの手で作り上げよう

人生は仕事だけではありません．

働きながら学びたい，ボランティアに参加したい，趣味を極めたいなど大いに結構．それだからこそ，前向きに仕事に取り組めるのです．

協力して働ける仕組みを作り，日ごろから効率化，単純化を進めていきましょう．

有給休暇を使って誰かが休んでも，医療の質や量を落とさない体制は，協力して作り上げます．

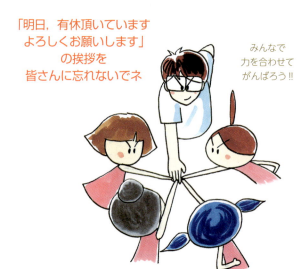

「明日，有休頂いていますよろしくお願いします」の挨拶を皆さんに忘れないでネ

みんなで力を合わせてがんばろう‼

● ライフキャリア・レインボー

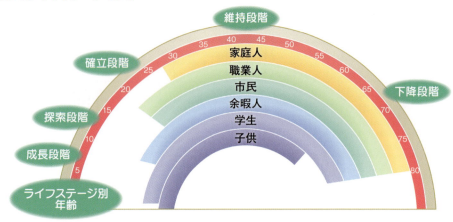

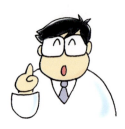

忙しいときは相談して下さい
日を調整して頂くときもあります

有給休暇は働く年数によって違います

継続勤務年数	0.5	1.5	2.5	3.5	4.5	5.5	6.5 以上
付与日数	10	11	12	14	16	18	20

毎年追加されていますが，繰り越しは2年間です．

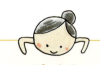

パートやアルバイトの方にも労働日数に合わせて有給休暇があります

最後に…

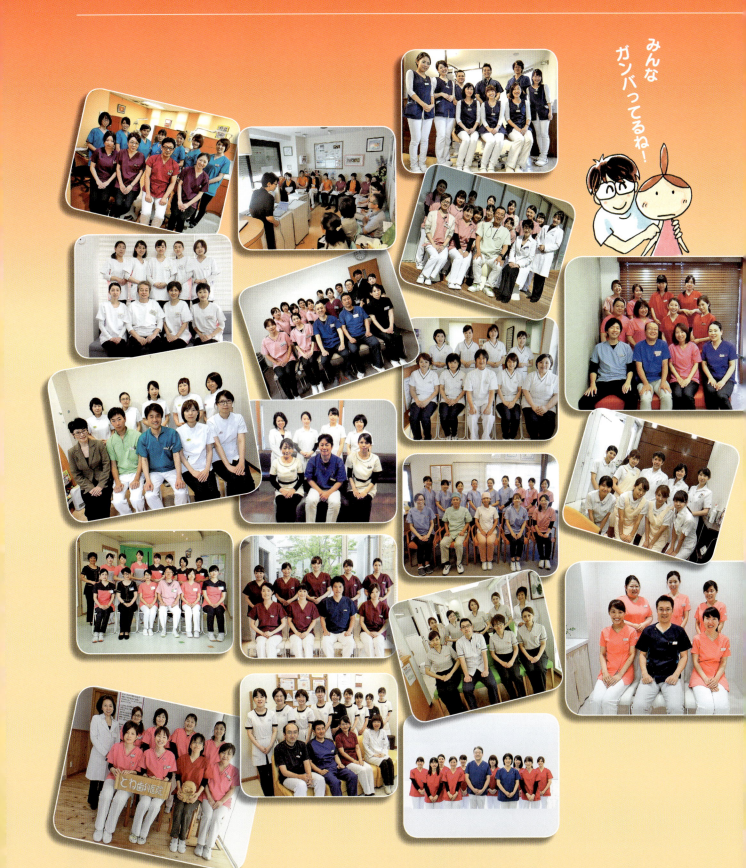

みんなガンバってるね！

① 独自性を持った歯科医院へ「継続は力なり」

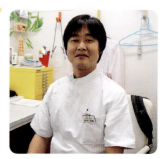

佐伯歯科医院　院長
佐伯光規

① 院長の本来の仕事

　変革を始めて7年，第10ステップです．

　佐伯歯科医院では現在までカイゼンを繰り返し行ってきました．変革当初は大変な事も多々ありましたが，現在まで続けてきて，本当によかったと感じています．

　変革を始めた頃は，色々な仕事を自分で抱え込んでしまっていました．

　多くの院長は，歯科医師でもあり，経営者であり，医院のマネージャーです．この3役を一人でこなしていくのは本当に大変です．院長の本来の仕事は，歯科治療に取り組むことであり，それに集中できる環境を作っていく事が重要です．それが患者さんや医院のためでもあり，ひいては地域のためとなります．

② 変革の基本

　歯科医院の変革は，医院の中にある問題点を抽出し，それに対してのリーダーを決め，全体の問題として解決していくというカイゼンの繰り返しです．

　院長の仕事を全体でカバーしてくれますので，自分にしかできない仕事が明確になり，歯科治療に集中できる環境が整ってきたと思います．それを評価してくださるのは，患者様ですから各ステップは，歯科治療の知識と技術の向上を常に目指していかなければなりません．

③ 歯科医院の独自性

　働く環境が整い，組織としての力がついて初めて，歯科医院の強みを生かした独自性を確立していくことが可能となります．その時期は，第5ステップあたりです．

　もともと専門性や得意分野をお持ちの先生はいいのですが，私には特に何もなかったので，ここは非常に悩みました．

　ちょうどその時期に一人の補綴の先生と出会いました．機器器材の適切な取り扱いと管理から始まり，基礎的知識や技術を積み重ねて歯科医療レベルを上げていく考えに感銘し，その先生に少しでも近づきたいという思いから今もその先生から学んでいます．将来は自分が勉強していることを歯科医院の枠を超えて後進へも伝えられたらと考えています．

　さて，佐伯歯科医院は，歯科衛生士が予防管理に全力を尽くしてくれています．メンバーの入れ替わりがあってもベテランから新人にその体制は引き継がれ，継続した患者様からの信頼をいただいています．良き補綴治療は，良き予防管理の中で生きています．

　歯科医師として，超高齢社会に対しての専門的な補綴への取り組みは，「人を愛し，地域に元気と活力を与える」という佐伯歯科医院の理念そのものであると信じています．

　日々，挫折や悩みの繰り返しですが，諦めずに継続していくことが新しい道をつくります．

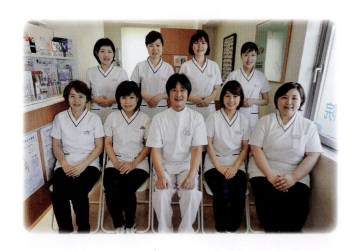

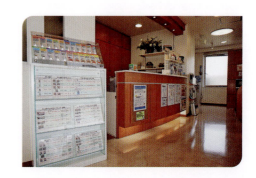

成長する組織だからこそ，院長として「新たな悩み」に挑戦する

医療法人社団ハッピー歯科医院　院長
福村安紀

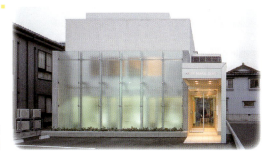

① 順調な組織としての成長

ハッピー歯科医院は，変革して5年目の第6ステップです．

変革当初は，5S（整理，整頓，清潔，清掃，躾）活動やマニュアル作成を実施しましたが，軌道に乗ってくると新人のための育成システムを構築し，永く勤務するための診療終了時間の短縮や，環境整備，就業規則の改正などを行ってきました．

その中でも，5S活動は毎年精度を上げながら組織として取り組んでいます．たかが5Sと思われるでしょうが，真剣に取り組んでいると定期的に掃除する箇所を増やしたり，掃除のやり方を変える必要性があるとわかってきます．5Sの意識が確立された段階で，働く環境を整備するために，消毒ルームは更なる進化をさせました．クラスB滅菌機器（risa）やミーレを購入したことで，意識や消毒の流れが変わっています．

一つひとつの試みは，小さな積み重ねですが，医院の成長と共に，情報は共有され協働しています．一度作ったシステムも，いつでも改良する必要は出てきます．これらの取組みは，やったから終わりという訳ではなく，その時々の医院の状態，医療の進歩，時には時代の流れによって変えざる得ないものと考えます．

② スタッフ個人の成長支援と更なる発展

スタッフの成長のために，新しく取り組んでいることもあります．個々の努力によって，滅菌技士や学会認定の歯科衛生士が出てきました．資格者に対して給与での評価を加味しました．

勉強会に参加して，プロ意識が上がると，大きく医院を変革させるためのプロジェクトチームを立ち上げることが可能となります．取り組みに対しての予算化，医院拡張を見据えての求人，増築に対しての打ち合わせなど，同志としての相談もできるようになります．こうなれたのも，強く理念を意識して一つ一つ地道にヒヤリハットやプロジェクトを達成した成果であると思います．

③ しかし悩みはなくなることがない

変革が進み，なりたい歯科医院像に近づくことで，新たな悩みも出てきます．

悩みはどんな時にも辛いものです．成長するための発展した悩みばかりでもなく，変革前からあったような悩み，例えば，お互い尊重し合える関係が時に崩れたり，必要な機器器材が時代の変化に合わせて購入が続く，その置き場所，使い方の周知，さらに機材や増築に対するお金の問題など，当初からあった問題も形を変えて続きます．そう考えると院長の悩みは，無くなることはありません．もしかしたら，決断の連続で，以前より悩んでいるかもしれません．しかし，思うのです．変化しない組織は，時代が変わり続ける限り，衰退していくと．

せっかくこの世に生まれてきて，一度しかない人生ですから，私は自分の悩みを充実した喜びのあるものにしたいと思います．そのために，苦労は「喜び，当たり前，院長の宿命」と考えるようにしました．

私は自分の理念でもある「あなたにお口の健康を通して生きる喜びを提供します」は，大きな苦労があってこそ，大きな喜びに繋がると深く理念を心に刻み，強い心で日々の小さな壁に挑んでいきたいと思っています．

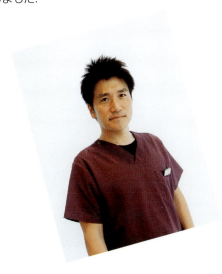
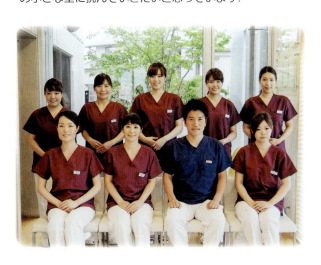

③ 変革途中の危機的状態からのV字回復

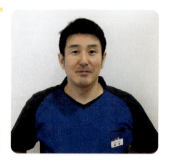

医療法人社団ふじい歯科　院長
藤井克則

① 9年目の苦悩

　開業して9年目，予防の重要性を認識し，より多くの患者さんの口腔内の改善に貢献できるようにと思っているときでした．そのためには，資料をデータ管理する必要があります．当然，スタッフには口腔内写真の練習やデータ入力の指示を出しました．そのため，仕事量が増え，勤務が時間内に終わらなくなってきたので，不満は噴出し，ギスギスした状態に変わってきました．

　確かに多くの難問がありました．診療時間は朝10時から晩8時でしたので，5時以降主婦の歯科衛生士が帰ると業務ができる人間が減ります．またチェアー5台のうち3台を3人のドクターが使っていましたから歯科衛生士のチェアーが不足していたこと，加えて私の視点は患者さんの方には向いていましたが，スタッフの労働環境をより良くしようという点は欠けていました．

② スピーディに進めた変革

　改めて自分の想いをスタッフに説明し，理解と協力を求めました．

　まず，診療時間を朝9時から夕方6時までに変更し，主婦の歯科衛生士の方々にパートから常勤のフルタイムになってもらうようにお願いしました．6時に終わるようになり，自分の時間が増えたと主婦以外のスタッフにも喜んでもらうことができました．加えて社労士にも定期的に来てもらい労働環境に対しての助言をもらえるようにしました．

　次にチェアーの増設です．スペースを目いっぱい使っていましたから不可能に思っていたのですが，駐車場にスタッフルームを出し，加えて技工スペース・院長室を縮小することで，2台のチェアーとカウンセリングルームの増設ができました．これが一年半の変革です．

　言葉にするとこれだけになってしまうのですが，引っ越しや新規購入機器・IT関連の変更もありましたので，スタッフの理解と協力なしでは不可能でした．今頃になって聞く話ですが，幾人かは不安で辞めてしまおうかと思っていたようです．本当にこれらの変化についてきてくれたスタッフに感謝です．

③ 経営状態をみんなで確認する

　この取り組みは多くの支出を伴いました．また，スタッフの疲弊しない対策のために，増築した診療室の本格的稼働を6カ月伸ばしました．

　増築・常勤化・スタッフ数の増加・機器の購入がありましたので，今まで以上の収益を上げることが必要となっていましたが，その年は開業して初めての赤字決算となりました．悩んだ時期もあったのですが，税理士からの説明会を開き，数字をスタッフに公開しました．悩みを共有してもらうことで，スタッフは意識をもって診療し，新しい設備をフル活用してくれています．まだ変革を始めて2年半，第3ステップです．今は多くの患者さんを受け入れられる，歯科医院に成長しています．

　今後も様々な悩みが出てくることと思いますが，患者さんとスタッフに喜んでもらえ，地域に貢献できる医院にしていけるように励みたいと思っています．

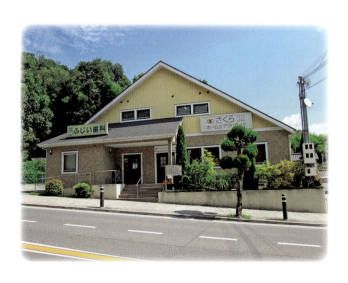

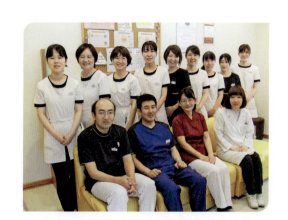

④ 次代継承 新しい院長での試み

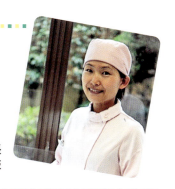

医療法人社団小林歯科医院　院長
小林加枝

① 新米歯科医師として勤務した時の錯覚

　医学部の口腔外科で2年間の研修医を終え，初めて勤めた開業医を3カ月の試用期間でやめた後，就職先も決められず，全く何もできない状態で父の歯科医院に勤めることになりました．父の診療は誠実でスタッフは真面目，患者さんも人柄の良い方が多く，とても良い医院でした．

　しかし研修医時代に，新人教育から日々の診療まで，医学部の整った仕組みを目の当たりにしていた私は，「このままではもったいない」と思ってしまうのでした．次第に，親子であるという甘えから，あれこれ口を出すようになっていきました．相談，提案のつもりでしたが，後から入って何もできない者が言うのですから，今思えば父を非難したのと同じだったと反省しています．

② 頑張った時代・気づかされた時代

　5〜6年経って慣れてきた頃，父の許しを得て院内ミーティングを月一回導入させてもらいました．本やセミナーで得た知識を元に5Sやマニュアル作りに取り組み始めましたが，自己流だったため，メンバーにはかなりの負担をかけました．父が乗り気でないことも強引に進め，余計な気遣いもさせてしまいました．私の未熟さからあれこれ振り回してしまったのに，今もずっと勤務してくれているメンバーには心から感謝しています．

　その後，子供を授かり，子育てや色々な出逢いを通じて，私が父に対して不遜な態度だったために信頼してもらえない状況を自ら作り出していたことや，家族への感謝が不足していたことに気付かされました．今も母をはじめ家族や身内の協力あっての毎日です．

③ 院長交代，今度は理念を持って変革を進める

　3年前，父から院長交代を認めてもらい，理念をつくり公開して変革が始まりました．歴史ある歯科医院に初めてチーフが誕生し，組織図ができ，組織として動く力が生まれました．また，才能あふれる新メンバーも加わり，5Sやマニュアル作り，礼節の勉強やミーティングなど日々の取り組みの中で，お互い『信じて任せる』ことや『組織図に沿って動く』ことも出来るようになってきました．私にとって，医院継承および変革において最も意義があったのは組織図です．一般社会でも通用する社会人の集団になるための第一歩だったと感じています．おかげ様で私もメンバーも少しずつ成長し，働く仕組みも整ってきました．理事長となった父も以前より表情柔らかく見守ってくれています．

④ これから取り組むこと

　今後のステップでは，診療時間短縮にも取り組みます．医院の理念にある『互いの人生の質を高め感謝し合う』ためには『あたりまえのように夜遅くまで働く』『あたりまえのように夜遅くに受診する』のどちらも望ましい姿ではないと考えます．理念の実現への一歩一歩は，楽しい事ばかりではなく苦渋の決断や痛みを伴う事もあります．しかしながら，これまでの良い点は残しながら変革を重ね，地域社会に貢献し続けていくことが，ここまで私たちを育ててくれた医院と患者さんに対する最大の恩返しになると信じています．

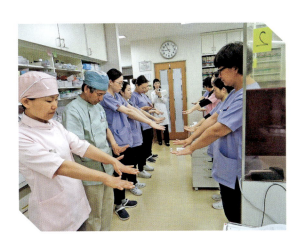

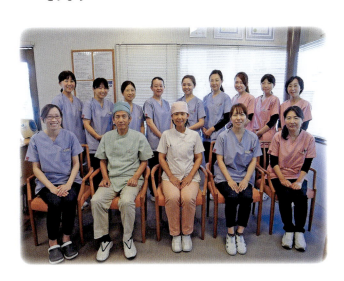

おわりに

　日本は，激動期です．

　超高齢社会を手本とする国はすでになく，生産年齢人口は減少の一途，国の財政も緊迫しています．日本は，世界中の人が体験したことのない，新しい時代を迎えています．

　しかし，こんな時こそ，新しい発想が生まれます．

　過去において日本は，徳川幕府の時代に終わりをつげ明治政府が立ち上がったとき，第二次世界大戦からの復興など，社会の価値を180度変えてしまうほどの変化を乗り越えてきました．

　日本の人口構成は，今さら変えることができません．

　私たちは，もう何十年も前から今の日本をおぼろげながらイメージし，制度改革に対応し，個人としても覚悟し，一つずつの変化を受け止めてきました．しかし，予めわかっていた未来への対応は遅れがちです．

　今こそ，今だからこそ，できることにチャレンジしなければなりません．

　私たちは，国民の皆さまの健康を維持向上できる分野で仕事をさせていただいていることを自覚しましょう．

　豊かな人生は，普通の事を普通にできるという生活から成り立ちます．その方が亡くなる直前まで，「その方にとっての普通に生きる」という考えが価値ある人生につながります．歯科医院は，普通に生活するという健康の維持管理を提供できる現場です．たとえ労働人口が減少しているとしても，その価値を下げるわけにいきません．

　この度の本は，患者さんにとってだけでなく，私たちの，そして歯科医院にとっての「より良い医療の提供の在り方」を問いました．活用するのは，あなたです．

　あなたに期待したいです．

　最後に，本の執筆にあたりましては，協力していただきました歯科医院の皆様，全力でサポートしてくれたデンタルタイアップのメンバー，そしていつも私共の企画を本という形にまとめてくださる医歯薬出版の鈴木トキ子様に感謝いたします．

　さあ，素晴らしき明日の日本のために頑張りましょう．

株式会社デンタルタイアップ　小原　啓子
藤田　昭子
石田　眞南

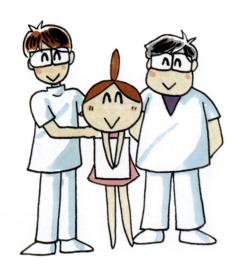

参考文献

1. 田尾雅夫：組織の心理学　新版，有斐閣ブックス，1993．
2. フレデリックW. テイラー（有賀裕子訳）：新訳　科学的管理法―マネジメントの原点，ダイヤモンド社，2009．
3. フレッド・R・デイビッド（大柳正子訳）：戦略的マネジメント―21世紀のマネジメントモデルを構築する，ピアソン・エデュケーション，2000．
4. 高橋伸夫：虚妄の成果主義―日本型年功制復活のススメ，日経BP社，2004．
5. 宗方比佐子，渡辺直登編著，久村恵子，坂爪洋美，高橋弘司，藤本哲史：キャリア発達の心理学―仕事・組織・生涯発達，川島書店，2002．
6. 小室淑恵：改訂版　ワークライフバランス―考え方と導入法，日本能率協会マネジメントセンター，2010．
7. ロイ・バウマイスター，ジョン・ティアニー（渡会圭子訳）：WILLPOWER　意志力の科学，インターシフト，2013．
8. A.H.マズロー（小口忠彦訳）：改訂新版　人間性の心理学―モチベーションとパーソナリティ，産業能率大学出版，1987．
9. DIAMONDハーバード・ビジネス・レビュー編集部：人材育成の戦略―評価，教育，動機づけのサイクルを回す，ダイヤモンド社，2007．
10. 社団法人日本建築学会：建築設計資料集成―人間，丸善出版，2003．
11. 学習院大学経済経営研究所：経営戦略としてのワーク・ライフ・バランス，第一法規，2008．
12. 五十嵐瞭，小坂信之，小林啓子：「見える化」で管理・間接部門まるごと大改革，日刊工業新聞社，2008．
13. 五十嵐瞭：新・まるごと工場コストダウン事典，日刊工業新聞社，2008．
14. 平野裕之：目で見てわかるジャストインタイム生産方式，日刊工業新聞社，1987．
15. 工場管理編集部：5Sテクニック―整理／整頓／清潔／清掃／躾，日刊工業新聞社，1986．
16. シドニー・デッカー（小松原明哲，十亀洋監訳）：ヒューマンエラーを理解する―実務者のためのフィールドガイド，海文堂出版，2010．
17. 日本インダストリアル・エンジニアリング協会（河野宏和，篠田心治，斎藤文編）：IEパワーアップ選書　現場力を鍛える，日刊工業新聞社，2014．
18. 中條武志（社団法人品質管理学会監修）：人に起因するトラブル・事故の未然防止とRCA―未然防止の視点からマネジメントを見直す，日本規格協会，2010．
19. 小原二郎：新版　暮らしの中の人間工学，実務出版，2011．
20. 一般社団法人日本医療機器学会監修　小林寛伊編集：改訂第4版　医療現場の滅菌，へるす出版，2013．
21. 大野耐一：トヨタ生産方式―脱規模の経営をめざして，ダイヤモンド社，1978．
22. 尾崎哲則，白土清司，藤井一維：歯科衛生士のための歯科医療安全管理，医歯薬出版，2014．
23. 前田芳信監修，柏井伸子編：歯科医院の感染管理　常識非常識―Q＆Aで学ぶ勘所と実践のヒント，クインテッセンス出版，2009．
24. アルフレッドD.チャンドラー, Jr.：組織は戦略に従う，ダイヤモンド社，2004．
25. 小原啓子：チームで取り組む歯科医院の活性化　現場で起こる変革のドラマ，医歯薬出版，2009．
26. 小原啓子：歯科医院の活性化　仕事の視える化シリーズ　Part1　マニュアル作りで仕事を視える化，医歯薬出版，2010．
27. 小原啓子：歯科医院の活性化　仕事の視える化シリーズ　Part2　5Sで仕事の視える化，医歯薬出版，2010．
28. 小原啓子：歯科医院の活性化　仕事の視える化シリーズ　Part3　人財として人を育てる，医歯薬出版，2011．
29. 小原啓子：歯科医院の活性化　仕事の視える化シリーズ　Part4　ホンマモンの歯科医療スタッフ，医歯薬出版，2011．

【編著者略歴】

小原 啓子（おばら けいこ）
- 1980年 広島歯科衛生士専門学校卒業，広島歯科衛生士専門学校教員
- 1989年 広島口腔保健センター主任歯科衛生士
- 2000年 広島高等歯科衛生士専門学校教務主任
- 2004年 産業能率大学情報経営学科卒業
- 2006年 広島大学大学院社会科学研究科，マネジメント専攻
- 2007年 デンタルタイアップ設立
- 2011年 株式会社デンタルタイアップ設立　代表取締役　修士（マネジメント）　経営士
- 2015年 神奈川歯科大学短期大学部客員教授

主な著書
- 歯科衛生士のための「P-I型歯周病治療ブック」1992年
- はいしゃさんのアチョー女神さま　1996年　医歯薬出版
- 花の歯科衛生士 歯周治療にチャレンジ　2000年　医歯薬出版
- チョーイケテル 花の歯科衛生士　2000年　医歯薬出版
- これでチョーカンペキ歯科衛生士の新・歯周治療の本
  - 第1版 1996年，第6版 2010年　医歯薬出版
- 輝く華の歯科衛生士　2006年　医歯薬出版
- チームで取り組む歯科医院の活性化　2009年　医歯薬出版
- 歯科医院の活性化　仕事の視える化シリーズ
  - Part 1 マニュアル作りで仕事を視える化　2010年　医歯薬出版
  - Part 2 5Sで仕事の視える化　2010年　医歯薬出版
  - Part 3 人財として人を育てる　2011年　医歯薬出版
  - Part 4 ホンマモンの歯科医療スタッフ　2011年　医歯薬出版
- 歯科医院"経営の心得"　2012年　医歯薬出版
- はいしゃさんの仕事段取り術　2014年　医歯薬出版

藤田 昭子（ふじた あきこ）
- 1992年　　　兵庫歯科学院専門学校　卒業
- 1992～2013年　神戸市地域歯科医院　勤務
- 2013年　　　株式会社デンタルタイアップ　勤務
  - 第二種滅菌技士（日本医療機器学会）

石田 眞南（いしだ まなみ）
- 1981年　広島歯科衛生士専門学校（現・広島高等歯科衛生士専門学校）卒業
- 1981年～ 地域歯科開業医　勤務
- 2014年　株式会社デンタルタイアップ　勤務
  - 医科歯科連携・口腔機能管理認定歯科衛生士（日本歯科衛生士会）

【イラスト】

真砂 武（まさご たけし）
- 1963年福岡県生まれ
- 5人の子供を持つ感性豊かな会社員．いつも小原の本のイラストを担当

はいしゃさんの仕事
カイゼン術

ISBN978-4-263-44472-6

2016年 7月10日　第1版第1刷発行
2017年12月10日　第1版第2刷発行

編著者　小原　啓子
　　　　藤田　昭子
　　　　石田　眞南
発行者　白石　泰夫
発行所　医歯薬出版株式会社
〒113-8612　東京都文京区本駒込1-7-10
TEL.（03）5395-7638（編集）・7630（販売）
FAX.（03）5395-7639（編集）・7633（販売）
https://www.ishiyaku.co.jp/
郵便振替番号 00190-5-13816

乱丁，落丁の際はお取り替えいたします．　　印刷・真興社／製本・愛千製本所

© Ishiyaku Publishers, Inc., 2016. Printed in Japan

本書の複製権・翻訳権・翻案権・上映権・譲渡権・貸与権・公衆送信権（送信可能化権を含む）・口述権は，医歯薬出版（株）が保有します．
本書を無断で複製する行為（コピー，スキャン，デジタルデータ化など）は，「私的使用のための複製」などの著作権法上の限られた例外を除き禁じられています．また私的使用に該当する場合であっても，請負業者等の第三者に依頼し上記の行為を行うことは違法となります．

JCOPY　＜（社）出版者著作権管理機構 委託出版物＞

本書をコピーやスキャン等により複製される場合は，そのつど事前に（社）出版者著作権管理機構（電話03-3513-6969，FAX 03-3513-6979，e-mail:info@jcopy.or.jp）の許諾を得てください．